周琦 王伟 主编

战胜肩病

常见肩关节
疾病**100**问

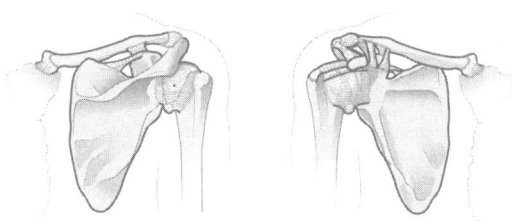

化学工业出版社

·北京·

内容简介

本书由海军军医大学第二附属医院（上海长征医院）关节外科团队合力编写。采用问答形式，介绍了肩关节解剖结构、常见肩关节疾病、各种肩关节疾病的典型表现、肩关节疾病的临床评估和辅助检查、肩关节疾病的预防、肩关节疾病的治疗、肩关节疾病术后康复训练、肩关节镜术后常用辅助器具的使用、肩关节镜术后及出院后常见问题。内容通俗、浅显易懂，具有科学性、实践性、可操作性。适合健身爱好者，以及肩关节疾病患者及家属阅读参考。

图书在版编目（CIP）数据

战胜肩病 ：常见肩关节疾病 100 问 / 周琦，王伟主编 . -- 北京 ：化学工业出版社，2025. 6. -- ISBN 978-7-122-47806-1

Ⅰ . R684-44

中国国家版本馆 CIP 数据核字第 2025H1P388 号

责任编辑：戴小玲　　　　　　　　装帧设计：张　辉
责任校对：宋　玮

出版发行：化学工业出版社
　　　　　（北京市东城区青年湖南街 13 号　邮政编码 100011）
印　　装：河北延风印务有限公司
787mm×1092mm　1/32　印张 9¾　字数 132 千字
2025 年 7 月北京第 1 版第 1 次印刷

购书咨询：010-64518888　　　　　售后服务：010-64518899
网　　址：http://www.cip.com.cn
凡购买本书，如有缺损质量问题，本社销售中心负责调换。

定　　价：49.80 元

编写人员名单

主 编　周　琦　王　伟

副主编　纵雨晨　牛大伟　赵晓东　吴晓峰

编 者（以姓氏笔画为序）

王　伟　王丽婷　牛大伟　李欣芳

杨　帆　杨福军　吴晓峰　张　媛

纵雨晨　周　琦　周泽楠　赵晓东

秦柳华　袁　征　栾永乐　郭世颖

黄贵苹　蒋　悦　颜秉姝　潘彤彤

前 言

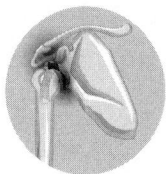

在日常生活中，肩关节作为人体中活动度最大、灵活性最高的关节之一，承担着多种多样的动作和运动任务。从简单的抬手、挥臂到复杂的运动技巧，肩关节都发挥着不可替代的作用。然而，正是这种高度的活动性和灵活性，使得肩关节相对容易受损，成为运动损伤和慢性疾病中的常见部位。

本书旨在为广大读者提供全面、系统、专业的肩关节相关疾病防治知识。内容不仅涵盖了肩关节的解剖学基础、常见疾病，还详细介绍了肩关节疾病（尤其是损伤）的评估及辅助检查、预防方法、治疗方法和康复训练方案。

本书由海军军医大学第二附属医院（上海长征医院）关节外科团队合力编写，不仅提供了丰富的临床经验，还对书中的内容进行了严格的审核和把关，确保了本书的权威性和准确性。在编写过程中，力求做到语言通俗易懂、内容深入浅出，采用问答形式，使不同知识背景的读者，尤其是运动/健身爱好者以及肩关节运动损伤的患者和家属都能轻松理解并掌握相关知识。同时，本书还配以大量手绘插图和真人示范图，帮助读者更直观地了解肩关节的结构和功能，以及正确的康复训练动作。

相信通过本书的引导，读者将能够更全面地了解肩关节疾病的相关知识，掌握正确的预防和康复方法，从而在日常生活中更好地保护自己的肩关节，避免或减少损伤的发生。同时，对于已经遭受肩关节损伤的读者，本书也将提供一份科学的康复指导方案，帮助他们更快地恢复健康、重返正常生活。

最后，衷心希望本书能够成为广大读者防治肩关节损伤的良师益友，并为推动大众肩关节健康贡献一份力量。愿每一位读者都能拥有健康、灵活的肩关节，享受美好的人生！

编者

2025 年元月

目 录

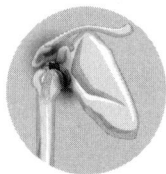

第二部分　诊断篇　　093

第三部分 治疗篇   147

第四部分　康复篇　　　　　　　　　211

第一部分
基础篇

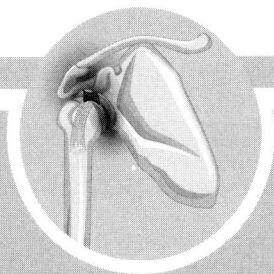

1. 你了解肩关节吗?

你了解肩关节吗?肩关节(图 1-1、图 1-2)由肩胛骨关节盂和肱骨头构成,是上肢中最大、最灵活的关节。它连接着上肢和躯干,包括臂上部、腋窝、胸前区和背部的肩胛骨区域。

肩胛骨通过盂肱关节与臂部连接。肩胛骨呈三角形,外侧角有一个较浅的卵圆形关节盂,称为肩盂。肩盂周围有盂唇,可以增加肩盂的深度和稳定性。肩胛骨上缘有一个小而深的半圆形切迹,称为肩胛切迹,上面有肩胛上横韧带。肩胛骨前面是光滑的肩胛下窝,是肩胛下肌的起点。背面的肩胛冈分为冈上窝和冈下窝,分别容纳冈上肌和冈下肌。肩胛冈向外上伸展形成肩峰,构成肩关节的最上缘,并与锁骨关节形成肩锁关节。肩峰和喙突通过喙肩韧带相连,肩胛骨和锁骨以及肱骨关节主要是通过肌肉悬吊连接。

锁骨是连接自由上肢和躯干的唯一骨性结构,它内侧与胸骨相连,在胸锁关节中向上后突出,外

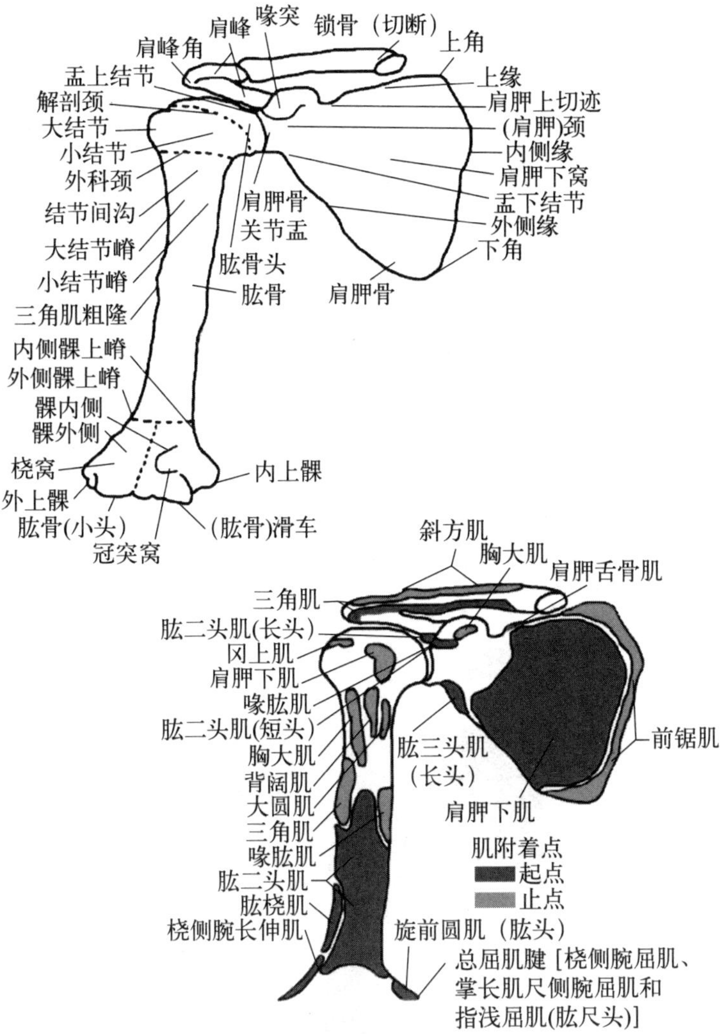

图 1-1　肩关节解剖结构（前面观）

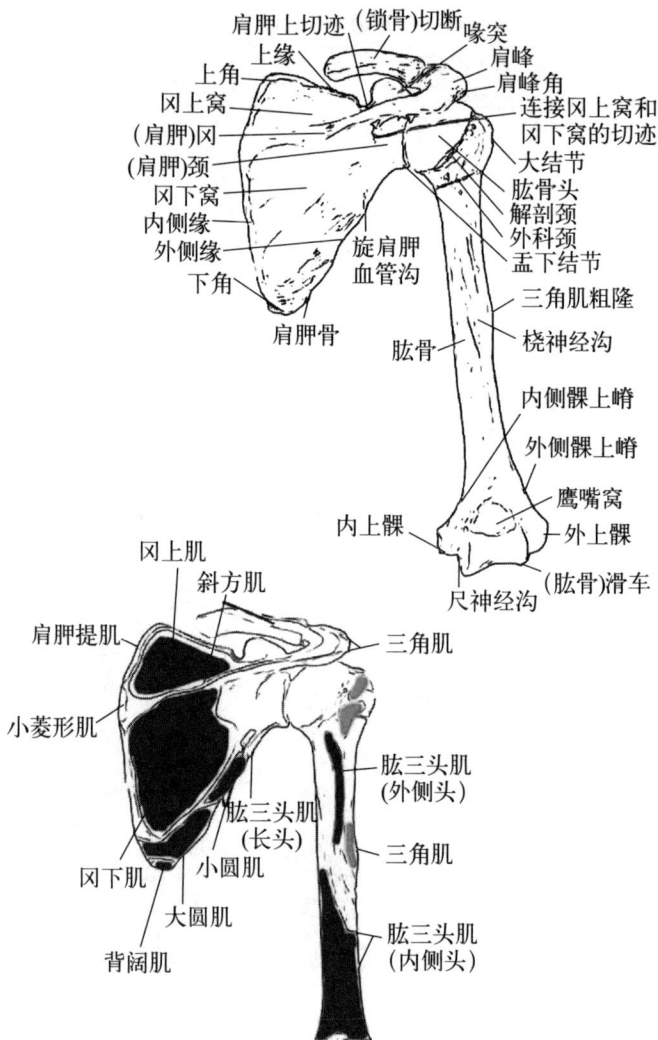

图 1-2 肩关节解剖结构（后面观）

侧与肩峰相连。锁骨使上肢远离并间接附着于躯干上,增加了上肢的活动范围。肱骨是一根长骨,近端膨大形成肱骨头,肱骨头周围有一个浅沟,称为肱骨解剖颈。肱骨解剖颈下方是一个较狭窄的区域,称为外科颈,因为容易发生骨折而得名。盂肱关节由肩盂和肱骨近端组成,肱二头肌的肌腱止于肩关节腔内的肩胛骨盂上结节。当肩关节反复脱位时,可能会导致盂唇撕裂。

肩关节主要承担着悬吊上肢的作用,除了关节囊和韧带外,肩关节周围的肌肉也起到重要的作用。肩大小结节、肩峰以及肩周韧带、短肌肉等限制了肩关节的运动,同时也稳定了肩关节。肩关节的肌肉分为内在肌和外在肌。内在肌起于肩胛骨并止于上肢骨主要负责肩关节的精细运动和稳定。而外在肌起于胸廓、脊柱等中轴骨,并止于上肢骨,其主要作用是使上肢产生运动,同时也对肩关节起到一定的支撑和稳定作用。

支配肩关节肌肉的神经大部分起源于臂丛,营养血管来自锁骨下动脉或腋动脉。肩部的皮肤感觉由不同的神经支配。胸前区上方的皮肤感觉由锁骨上神经支配,它是颈丛 C3、C4 的分支;胸部的皮肤感觉由肋间神经支配，T2支配胸骨柄水平，T4支配乳突水平；背部的皮肤由肋间神经支配；臂部外侧上部由腋神经支配；腋窝底部和臂部内侧由来自T2或T2、T3的肋间臂神经支配；臂部内侧下方由内侧束的臂内侧皮神经支配。

肩部还有一些浅静脉和筋膜。肩部的浅静脉主要可见于头静脉上端，它位于三角肌和胸大肌之间，通过锁胸筋膜注入腋静脉。肩部的深筋膜包裹着肌肉等结构，并与骨组织连接。锁胸筋膜形成于胸小肌和锁骨之间，其中有胸肩峰动脉、头静脉和胸外侧神经通过。腋窝底部的筋膜称为腋筋膜，中央部较薄，许多血管、淋巴管和神经穿过。

肩部还有一些重要的韧带。喙肱韧带从喙突延伸到肱骨大结节，部分纤维与关节囊融合。关节囊附着在关节盂周围和解剖颈上，因较松弛，相互融合后增强了关节囊的上部，防止肱骨头向上脱位（图1-3）。盂肱韧带位于关节囊的前壁，可分为上、中、下三部分，从关节盂的前部延伸到肱骨小结节。它的作用是增强关节囊的前壁。肱骨横韧带是肱骨的固有韧带，横跨于结节间沟的上方，起到固定肱二头肌长头腱在结节间沟的作用。

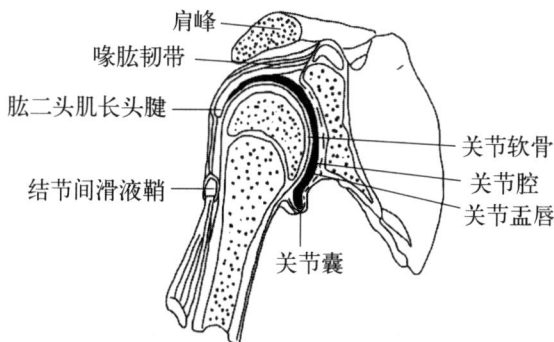

图1-3　肩关节解剖结构（冠状面）

2. 肩关节是如何运动的?

广义的肩关节运动包括肩胛骨的运动及盂肱关节的运动。

（1）肩胛骨的运动有上提、下沉、下旋、上旋、前伸和后缩等动作（图1-4）。

①上提动作：有四个肌肉可以上提肩胛骨，斜方肌上部纤维可以提起肩胛骨的外角；肩胛提肌和大、小菱形肌可以上提肩胛骨的脊柱缘。

②下沉动作：由胸小肌、锁骨下肌、背阔肌、斜方肌下部纤维、前锯肌和胸大肌共同参与完成。

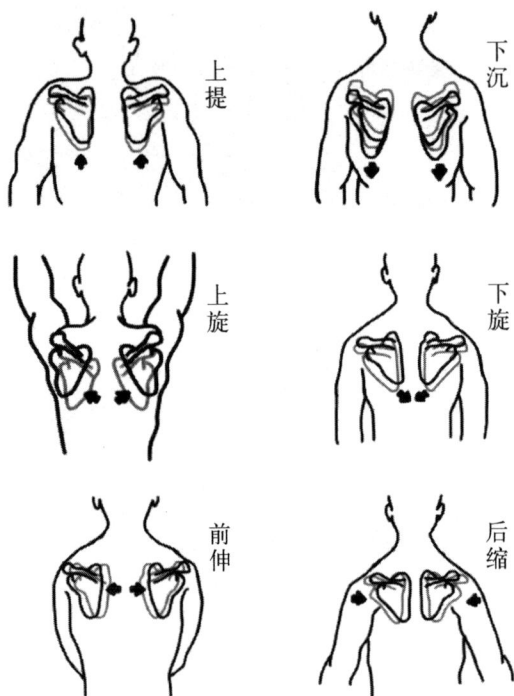

图 1-4　肩胛骨的运动

③ 下旋动作则是指肩胛骨下角的内旋，主要由菱形肌和肩胛提肌提升肩胛骨的内侧缘，而胸大肌、胸小肌、背阔肌和上肢的重力则会使肩胛骨的外角下降。进行肩胛骨的内旋动作时，通常会伴随着肩胛骨的下降动作，以协助上肢向下伸展。

④ 上旋动作是指肩胛骨下角的外旋，由斜方肌

和前锯肌协同完成。

⑤ 前伸动作是指肩胛骨沿胸壁向前外侧移动，由前锯肌、胸大肌和胸小肌共同完成。

⑥ 后缩动作则是指肩胛骨沿胸壁向后内侧移动，向脊柱靠拢。斜方肌中部纤维或全部纤维同时收缩可以使肩胛骨后伸，而大小菱形肌和背阔肌也有使肩胛骨后伸的作用。

（2）盂肱关节的运动包括肩前屈、肩后伸、肩内收、肩外展、肩内旋和肩外旋（图1-5）。

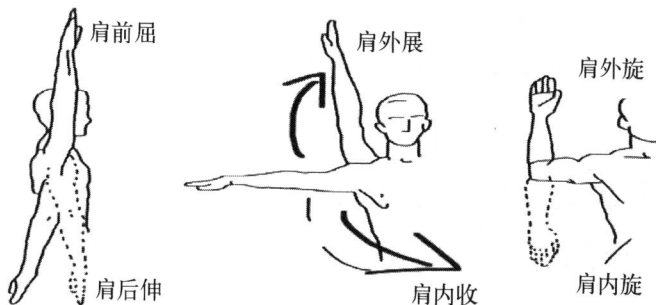

图1-5　盂肱关节的运动

① 前屈动作主要由三角肌前束、胸大肌、胸小肌、喙肱肌和肱二头肌完成，其中三角肌前部纤维的作用最为明显。

② 后伸动作的肌肉主要有三角肌后束、背阔肌、胸大肌的胸肋部、大圆肌和肱三头肌长头，其中三角肌后部纤维的作用最大。

③ 内收动作主要由胸大肌、大圆肌、背阔肌、喙肱肌和肱二头肌长头等肌肉参与，同时三角肌前后部纤维也有内收的作用。

④ 外展动作由三角肌（主要是其中间束）和冈上肌完成。当肩处于内旋或外旋位置时，三角肌在最外侧的部分是外展的主要肌肉，当肩外旋时外展肌肉的力量更强。

⑤ 内旋动作的主要肌肉是肩胛下肌。当肩关节处于特定位置时，胸大肌的三角肌前部纤维、大圆肌和背阔肌也会有一定的内旋作用。

⑥ 外旋动作的肌肉有冈下肌、小圆肌和三角肌后部纤维。

3. 肩关节有哪些常见病？

肩关节，作为人体中至关重要的关节之一，扮演着协助执行多样复杂动作的重要角色。然而，它同样面临着诸多健康挑战。其中常见的肩关节疾病主要包括肩部软组织的损伤与病变、肩关节炎以及肩关节脱位。

肩部软组织损伤与病变包括肩周炎、肩袖撕裂和肩峰撞击综合征。肩周炎是指肩关节周围软组织发生病变和挛缩，包括关节囊、滑囊、韧带以及肩部肌肉。肩袖撕裂是肩痛患者中常见的问题，尤其是老年人。主要症状是肩部疼痛和活动障碍，通过注入局麻药可以减轻疼痛，并增加肩关节的活动范围，从而确诊。肩峰撞击综合征则是由于肩关节的软组织与肱骨头发生碰撞而引起的炎症和疼痛，有时还会发生嵌顿。

肩关节炎是一种常见的关节疾病，也被称为肩关节骨性关节炎。它是一种无菌性的炎症性疾病，通常是由于肩关节周围组织的炎症引起的，也有可能是肩关节的软骨受损导致的。

肩关节脱位是由于肩关节的解剖结构和生理特点导致的。肱骨头较大，关节盂较小且浅，关节囊松弛，前下方组织较薄弱，所以容易发生脱位。肩关节是人体活动度最大的关节，但也因此更容易受伤和不稳定。一些职业比如运动员、园艺工人、清洁工人等，肩关节疾病的发生率更高。

总之，了解肩关节常见的疾病是非常重要的。如果肩关节出现不适或异常，请及时到医院就诊。医生会根据具体症状和辅助检查来判断病情，并给出相应的治疗方法。

4. 哪些动作对肩关节有害?

肩关节损伤可以导致肩部疼痛，疼痛会随着损伤的加重而逐渐恶化。有些人在损伤后甚至会感到力量减弱。运动员和健身爱好者中的大多数人都可能会遇到这个问题，严重时甚至会影响到日常生活和工作。肩关节损伤不仅会带来疼痛，还可能导致活动障碍和力量减弱等问题。适度的运动对健康有益，但过度运动往往会对身体造成伤害，特别是有些运动本身就对肩关节有害，比如游泳、划船、杠铃推举和引体向上。下面来了解一下这四个运动对肩关节的损伤程度。

首先是游泳，即使是专业游泳选手也能感受到游泳对肩关节的损害。从专业角度来看,自由泳和蝶泳特别容易对肩关节造成伤害,因为在这两个动作中,双肩会承受很大的压力,而且一直在拉扯肩关节。因此,可以说游泳是肩关节的"杀手"。

其次是划船(图1-6),这个运动虽然比较少见,但同样也会对肩关节造成损害。划船时,尤其是进行宽距直立划船时,运动员会身体前倾,肩膀会相互碰撞,刺激着运动员的三角肌中束,从而集中刺激肩关节,所以划船也成了肩关节的"伤害者"。

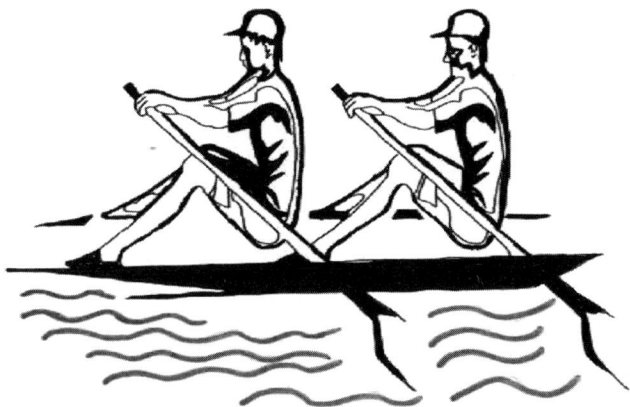

图1-6 划船运动

再来说说杠铃推举运动（图 1-7），它是一种复合动作，训练时主要依赖于三角肌中束和肩关节等肌肉和关节的参与，而且重量越大，对肩关节的压力也就越大。

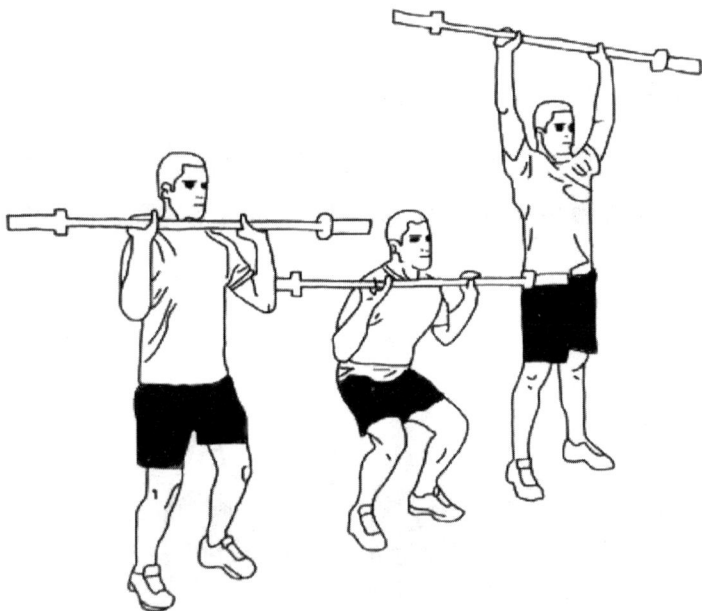

图 1-7　杠铃推举运动

最后是引体向上（图 1-8），这也是健身房中广为人知的肩关节"杀手"，即使是健身新手也能看出这个运动对肩部肌肉的要求很高。在进行引体向上时，肩关节需要保持紧张状态，一些高手甚至会先收紧肩膀和背部再拉起身体。对于肩袖肌群不够强壮的人来说，很容易造成肩关节损伤。

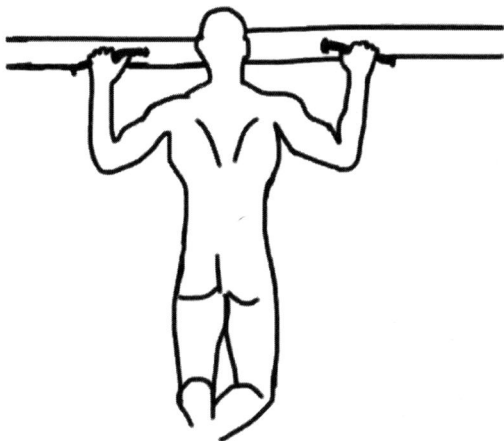

图1-8 引体向上运动

以上这四项运动只有在适量的情况下才会对健康有益，而对于已经严重损伤的肩关节患者来说，最好少做或不做这些运动。根据目前的医学观点，肩关节损伤是无法完全治愈的。训练肩关节的运动只是为了避免二次伤害或进一步恶化，并强化肌肉。在运动前做好热身准备，并在运动过程中小心谨慎，是有效预防肩关节损伤的方法。

5. 肩关节一动就响是怎么回事?

肩膀一动就发出响声,可能有两种情况。一种是正常现象,许多人在活动关节时都会有一些响声,如果没有任何疼痛和功能影响,那就无须担心。另一种情况是肩关节的响声是由病理性因素引起的,也就是一些结构性损伤在起作用。对于这种病理性弹响,应该去医院检查。常见的问题有以下几种:

(1)长头肌腱(图1-9)滑脱 长头肌腱从结节间沟滑脱出来后,在肩关节旋转时容易出现摩擦

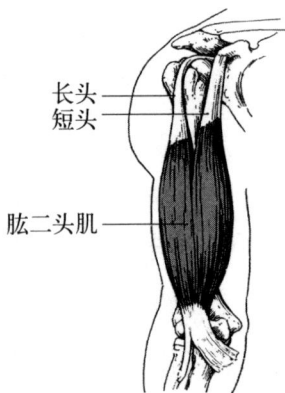

长头
短头

肱二头肌

图1-9 长头肌腱解剖位置

和弹响。有时长头肌腱还会被卡在关节间隙，导致关节无法正常运动。长头肌腱滑脱常常提示肩袖的肩胛下肌腱撕裂，可以通过 MRI 检查来确诊。治疗这种疾病通常需要进行关节镜手术，修复肩胛下肌腱，切除或重新固定长头肌腱。

（2）关节不稳定 如果关节内部不稳定，尤其是肩关节后方不稳定，往往会导致肩关节后方半脱位。在活动过程中，肩关节会发生半脱位，然后在复位时出现弹响，恢复到正常位置。这种弹响比较常见，通常伴有肩关节后方疼痛。通过 MRI 检查可以看到后方盂唇损伤。这种情况可以先进行肩关节外旋和内旋的肌肉力量训练，如果通过旋转力量训练能够恢复关节稳定，症状就会消失，无须治疗。如果保守治疗无效，可以进行后方盂唇韧带修复手术。

（3）肩关节异响 肩关节肩袖肌腱撕裂或慢性滑膜增生会导致肩袖下摩擦和弹响。这种响声可以通过 MRI 检查观察到，需要进行关节镜手术修复肌腱并清理滑膜。

（4）退行性病变 主要发生在中老年人身上，

肩关节软骨的磨损和丧失会增加关节间的摩擦力，特别是肱骨和关节盂之间的应力集中，在活动关节时会产生骨摩擦音。

（5）滑膜增生 如果肩关节内的滑膜增生较多，会使滑膜与肱骨的软骨发生碰撞，因此在活动时会出现响声。

（6）盂唇韧带损伤 年轻人运动损伤后出现的关节内盂唇韧带损伤，活动时会出现弹响，有时还会导致关节卡住，表现为肩关节深部疼痛。

6. 肩关节异常是肌肉力量弱造成的吗？

肩关节是一个复杂的球窝关节，能做多轴性灵活运动，其周围肌肉多但薄弱，这些肌肉的损伤都会导致肩关节疼痛等问题。其周围的肌肉主要有：冈上肌、三角肌、冈下肌、小圆肌、肩胛提肌、肩胛下肌、胸大肌、肱三头肌、背阔肌、大圆肌、喙肱肌、上后锯肌、前锯肌、肱二头肌、斜方肌等。

（1）冈上肌（图1-10） 冈上肌起始于肩胛骨

的冈上窝，肌腱在喙突肩峰韧带及肩峰下滑囊下面、肩关节囊的狭小间隙通过，止于肱骨大结节上部。

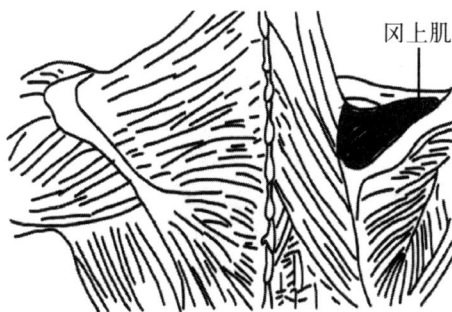

图1-10 冈上肌

当损伤冈上肌时会导致肩部深部酸痛，并且主要集中在中三角区疼痛。同时会导致三角肌中束疼痛，沿上臂和前臂向下延伸。肘关节外侧疼痛明显，上臂外展时疼痛强烈，静止时隐隐酸痛。刺激周围滑囊，加重疼痛，夜间更痛。

肩关节附近的"咔嚓"声为肩峰下撞击综合征，与冈上肌有关。

（2）冈下肌（图1-11） 冈下肌位于肩胛骨的下部，在冈下窝内。它始于肩胛骨的冈下窝，延伸并附着在肱骨的大结节上。可以想象冈下肌是一个嵌在肩胛骨凹槽中的扁平带子，通过肩关节的外侧连接到肱骨。

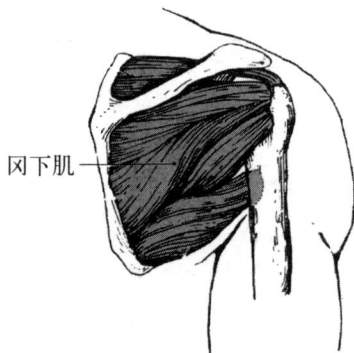

图 1-11 冈下肌

当冈下肌损伤时，主要症状为肩痛或肩臂痛，疼痛会传递到肱二头肌，甚至有时疼痛还会沿着上臂、前臂向下传递到手部拇指一侧，当手臂外旋时疼痛可能会加重。冈下肌外伤或疲劳性损伤之后，在损伤初期冈下窝处会有撕裂样疼痛，肩胛冈下部压痛明显，有时会累及肩峰的前、中部。因为肩胛上神经支配冈上肌和冈下肌，当冈下肌损伤后会刺激肩胛上神经，进而导致同受肩胛上神经支配的冈上肌发生痉挛性收缩，也因此进一步加重了局部组织的无菌炎症反应，导致颈肩部区域疼痛。

（3）三角肌（图1-12）三角肌位于肩部，分前、中、后三束，整体呈三角形，起自锁骨的外侧段、肩峰外侧缘和肩胛冈外部，肌束逐渐向外下方集中，止于肱骨三角肌粗隆。

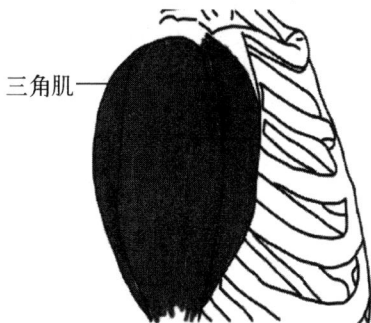

三角肌

图1-12 三角肌

当三角肌前束损伤时，牵拉前三角肌或做后摸背动作时，三角肌前束疼痛明显。

当三角肌中束损伤时，会导致肩部外侧疼痛。对其做对抗阻力肩外展的动作，三角肌中束疼痛明显。

当三角肌后束损伤时，会导致后三角肌、中三角肌、前三角肌疼痛，对其做搭肩试验，三角肌疼痛明显。

（4）小圆肌（图 1-13） 小圆肌位于冈下肌下方。起于肩胛骨内侧缘上三分之二背面，经肩关节后部，止于肱骨大结节下部。小圆肌所引起的疼痛主要为肱骨头附着处的背侧非常局限的疼痛。

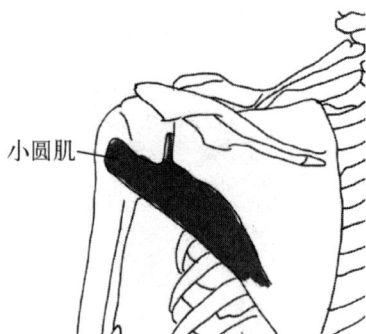

图 1-13　小圆肌

（5）肩胛提肌（图 1-14） 肩胛提肌位于颈项两侧，起自颈椎 1 至 4 的横突，止于肩胛骨上角和肩胛骨脊柱缘的上部，其收缩能上提肩胛骨并使肩胛骨下回旋，因而它也是颈椎负担很重的一块肌肉。

肩胛提肌损伤主要表现为颈部旋转受限，斜颈多见于胸锁乳突肌异常，头部晃动受限多见于上斜方肌异常。肩胛提肌筋膜点有强烈的压痛感。

　　肩胛提肌产生疼痛可能由于姿势性紧张，比如单肩挎包；肩胛提肌的拮抗肌缩短造成肩胛提肌的超负荷；腰椎的侧弯（腰方肌缩短）容易导致肩胛提肌受伤。

　　肩胛提肌往往是引起肩痛最主要的原因，会导致肩后方疼痛、颈肩角痛，并沿肩胛骨内侧缘放射以及后三角肌区域疼痛，严重时会导致剧烈的颈肩部疼痛、颈强直。

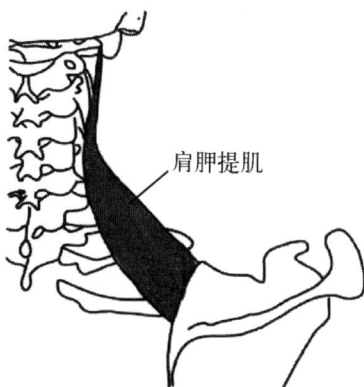

图 1-14　肩胛提肌

　　（6）肩胛下肌（图 1-15）　肩胛下肌起自肩胛下窝，肌束向上经肩胛关节的前方，止于肱骨小结节，其收缩能使肩胛关节内收和旋内。肩胛下肌的检查主要从以下四点着手：

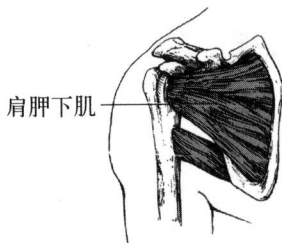

肩胛下肌

图1-15　肩胛下肌

① 肩关节外展严重受限，被限制在90°，严重时45°也会受限。

② 缩短的肩胛下肌会导致上臂内旋。

③ 当人放松站立，手臂自然下垂时，与健侧相比手掌后翻。

④ 值得注意的是，大圆肌的前三角肌和胸大肌也会产生上述表现，但严重性较低。

肩胛下肌前方喙肱韧带粘连、炎症往往是导致冻结肩的关键。其静止和运动时都会剧痛；在肩后部，引起肩胛骨上臂后外侧延伸到肘部疼痛；也会导致腕关节的带状疼痛。

患者能向上向前伸，但是不能向后伸（如投标枪的姿势）。有的患者疼痛严重，导致肩关节外展小于45°，疼痛严重甚至静止时也会疼痛。

（7）胸大肌（图1-16）　是位于胸廓的前上部的肌肉，通常称为胸肌，呈扇形，起自锁骨内侧半、胸骨和第1～6肋软骨，肌束向外侧集中，止于肱骨大结节嵴。

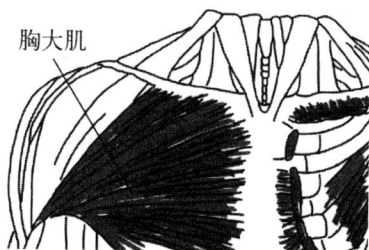

图1-16　胸大肌

对于胸大肌造成的肩痛，主要表现为肩关节前方疼痛，摸背后拉试验阳性。临床表现为胸大肌的上束可以导致前三角肌区域疼痛。

在摸后背部的时候，胸大肌上束被牵拉产生类似前三角区疼痛。胸大肌中束导致胸前区疼痛、肱骨内上髁疼痛及手臂尺侧疼痛、麻木。

（8）肱三头肌　在上臂后面延伸，可伸直或伸展该臂，分为长头、内侧头、外侧头，一个附着在肩胛骨上，另两个附着在肱骨上。

对于肱三头肌造成肩痛的检查为：肱三头肌的肌肉张力增加；双臂上举时，肘关节无法完全伸直；被动屈肘抬肩诱发肱三头肌疼痛；长头筋膜点位于肌肉中部，钳捏式触诊，寻找压痛点。

肱三头肌长头筋膜点，位于肌腹的中间，可导致上臂后侧疼痛，延伸到肩后，偶尔会导致上斜方肌部位的不适感，也会向下导致肱骨外上髁处以及前臂背侧疼痛，单纯损伤导致上举轻度受限。

（9）背阔肌和大圆肌（图 1-17）　背阔肌是位于胸背区下部和腰区浅层较宽大的扁肌，起于 7～12 胸肋棘突、胸腰筋膜、髂嵴和下 3～4 肋，止于肱骨小结节嵴。

大圆肌，位于人体小圆肌的下侧，其下缘被背阔肌上缘遮盖。起于肩胛骨下角背面，肌束向外上方集中，止于肱骨小结节嵴。

背阔肌异常导致的疼痛，患者上举不受限或者轻度受限。站立位双手上举和躯干平行，观察患者

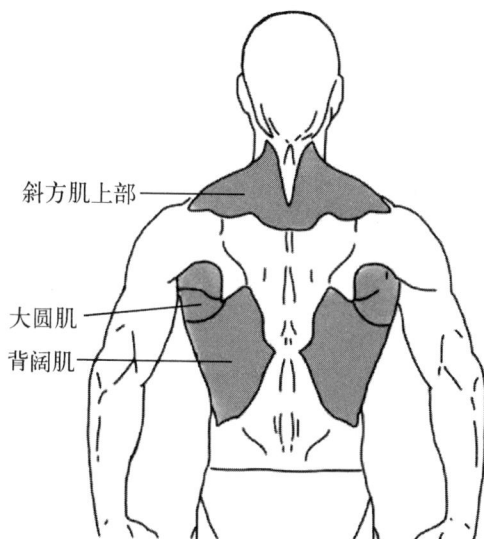

图 1-17 背阔肌和大圆肌

双上肢姿态有无上举不完全。同时嘱患者下蹲，观察患者腰部曲度变化有无翘臀，如果翘臀说明背阔肌缩短。

恶性肩胛背疼痛且无法通过改变姿势和牵拉来缓解（和斜角肌不同），此种情况的患者可通过颈椎磁共振、肺部检查、心脏检查来找原因。

（10）上后锯肌 位于菱形肌深面，起于项韧带下部，第 6、7 颈椎和第 1、2 胸椎棘突，肌纤维斜向外下方，止于第2～5肋骨肋角的外侧面，作用为上提肋骨以助吸气，上后锯肌发达可以提升肺活量。

上后锯肌损伤产生的症状为肩胛骨深处痛，疼痛在肩胛骨上部深处最强烈，延伸到后三角区、肱三头肌区、肘部鹰嘴区、前臂的尺侧和腕掌部的尺侧，最后到达小指，患者主诉静止时疼痛也存在。

（11）肱二头肌（图1-18）　位于上臂前侧，整肌呈梭形。肱二头肌有长、短二头，长头起于肩胛骨盂上粗隆，短头起于肩胛骨喙突。长、短二头于肱骨中部汇合为肌腹，下行至肱骨下端，集成肌腱止于桡骨粗隆和前臂筋腱膜。

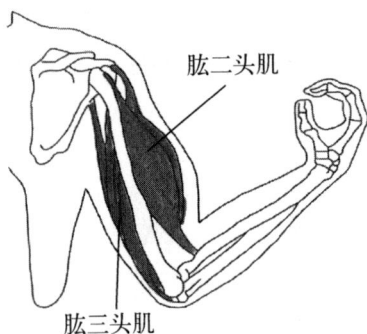

图1-18　肱二头肌和肱三头肌

（12）斜方肌（图 1-19）　位于上背及中背的表层，并根据其肌纤维走向分成上、中、下三部分。斜方肌起自上项线、枕外隆凸、项韧带及全部胸椎棘突，止于锁骨外 1/3、肩峰、肩胛冈。

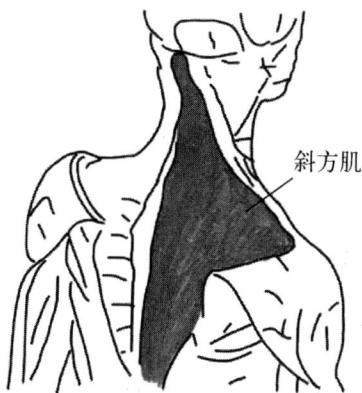

图 1-19　斜方肌

斜方肌的三部分中任一部分损伤都会产生不同症状。

当上斜方肌损伤后，会出现同侧颈部后外侧痛，并且有时牵涉同侧颞部疼痛，且受损侧肩膀无法承受重量；在运动方面表现为头部和颈部的侧屈运动受限，被动活动也会受限，头颈部旋转轻微受限；如果同时伴有肩胛提肌和颈夹肌受损，可能会使颈部出现僵直的状况。

当中斜方肌损伤后，肩胛骨之间会出现灼热疼痛；止点附着肩峰处疼痛和压痛；比较特殊的症状是手臂不自主的颤抖以及自主神经性表现——起鸡皮疙瘩。

当下斜方肌损伤后，会出现肩胛骨上部、肩胛骨之间和肩峰或颈部的疼痛，以及少数患者的颈部活动受限；下斜方肌弱化会导致肩胛骨向前下方倾斜，同时胸小肌适应性缩短，患者呈现圆肩状态。

7. 什么是肩周炎？

肩周炎，俗称冻结肩或五十肩，是一种肩关节疾病。它主要是肩部周围软组织的急慢性损伤或退行性变导致肩关节产生炎症，引起肩关节疼痛和功能障碍。肩周炎通常会导致肩关节的僵硬和粘连，使肩关节的活动范围受限。

肩周炎主要发生在45～65岁的人群中，尤其是50岁左右的女性体力劳动者。它通常被分为原发性和继发性两种类型。原发性肩周炎与其他疾病和病症有关，如糖尿病、甲状腺疾病和帕金森病等。继发性肩周炎则可能继发于创伤、肩袖肌腱撕裂、撞击、肱二头肌腱鞘炎和钙化性肌腱炎。

肩周炎的病程较长，一般在1～3年。它可以分为三个阶段：急性期、慢性期和恢复期。

急性期也被称为"冷冻阶段"，主要表现为剧烈的肩部疼痛，尤其在夜间加重。患者可能会受到痛苦的影响而导致睡眠质量下降。同时，肩关节活动也会受到轻微限制。

进入慢性期，也称为"冻结阶段"，肩痛会逐渐减轻或消失，但肩关节的挛缩和僵硬会逐渐加重。肩关节的活动范围受到严重限制，甚至影响到日常生活中的一些动作，比如梳理头发、穿脱衣服、举臂抬物、向后背系扣等。

最后是恢复期，也被称为"解冻阶段"。在这个阶段，疼痛会逐渐减轻。随着日常生活的进行以及各种治疗措施的实施，肩关节的活动范围逐渐增加。

　　需要注意的是，这三个阶段可能会相互重叠，因此可能无法明显感受到阶段的变化。

　　肩周炎是一种常见的肩关节疾病，如果出现相关症状，应及时就医。有许多治疗方法可以帮助缓解肩关节疼痛的症状。根据疾病的分类和病程，可以选择和调整相应的治疗方法，以摆脱肩痛，过上舒适的生活。

8. 肩周炎的高发人群有哪些?

　　肩周炎是一种让人头疼不已的慢性疾病，它会导致肩关节的功能障碍，使得肩部疼痛、不适，并且肩关节的活动范围也会受到限制。在严重的情况下，甚至连梳头、洗脸、刷牙这些简单的动作都成了困难。为了保障生活质量，那些容易患上肩周炎的人群更应该在日常生活中注意预防。

　　那么，哪些人容易成为肩周炎的高发人群呢?首先就是50岁左右的人群。随着年龄的增长，身体各个器官和组织的功能逐渐退化，特别是在50

岁之后，一旦发生软组织损伤或者新陈代谢出现问题，身体就很难再进行修复，这就导致了肌肉和组织出现萎缩，从而引发肩周炎。

长时间保持同一种姿势也会增加肩周炎的发病风险。比如长期打麻将的人，由于肩部一直处于同一种姿势，颈肩部位的肌肉会过度紧张。时间一长，就会引发肩周炎。此外，如果我们睡觉时枕头过高，会导致颈椎生理曲度发生变化，从而损伤肌肉和韧带，引发炎症反应，增加肩周炎的发病风险。

长期受寒也是患上肩周炎的重要原因之一。当肩部受到寒冷湿气的侵袭后，可能会导致肌肉痉挛和神经水肿，进而出现肩部酸痛和活动受限。因此，在日常生活中应该注意做好防寒保暖工作，特别是年轻人，不要为了形象而忽视了保暖。

长期肩部损伤的人也是肩周炎的高发人群之一。像运动员、教师、司机、会计等职业人员，由于长期承受肩关节的慢性损伤，也容易引发肩周炎。比如教师经常需要写教案或者在黑板上写字，虽然不需要用太大力气，但肩部肌肉需要长时间活动。久而久之，肩部的肌肉和软组织就会发生慢性损伤，进而引发肩周炎（图1-20）。

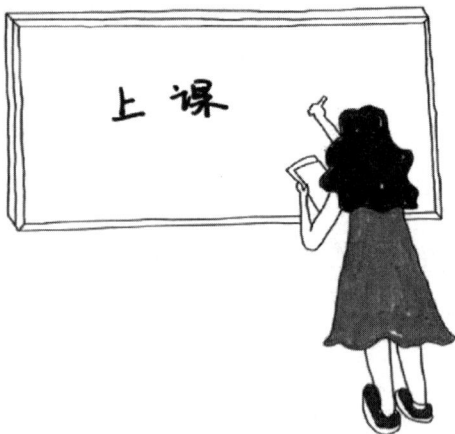

图1-20　教师书写板书示意

糖尿病患者是肩周炎的高发人群。同时，糖尿病患者出现肩周炎时往往症状较重，持续时间长，经常需要肩关节镜手术干预。其病理机制主要是高血糖状态会损伤肩关节周围小血管壁，影响血液供应，导致肩关节局部肿胀，引起炎性病变。糖尿病神经病变可能会导致肩关节周围神经缺血缺氧，从而诱发或加重肩痛，因此糖尿病患者应注意控制血糖，如出现明显肩痛及活动受限，应及时就医。

围绝经期的女性也容易患上肩周炎。女性的肌肉力量和关节韧带强度较低，在上举动作较少时，就容易引发肩周炎。而且，大部分女性在 45 岁到 55 岁进入围绝经期，这一时期女性体内分泌的雌激素大幅度减少，导致高密度脂蛋白水平下降，身体无法代谢多余的脂类物质。这些脂类物质会在血管内沉积，堵塞血管，影响血液流动，使得关节组织缺乏血液供应，其中就有肩关节，最终引发炎症反应，导致疼痛。

最后，上肢外伤患者也是肩周炎的高发人群。当上肢受到外伤时，恢复期间常常需要对肩部进行固定（图 1-21）。如果固定时间过长，就可能导致肩周围组织萎缩和粘连，进而导致肩关节出现功能障碍，引发疼痛和功能受限。

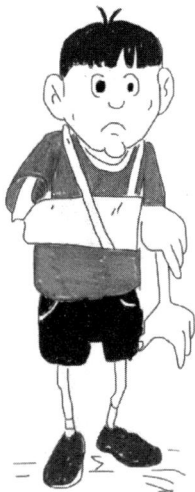

图 1-21 上肢外伤患者

肩周炎虽然不会危及生命，但却会严重影响生活质量。因此，我们一定要注意肩周炎的预防措施，特别是高发人群。日常生活中要避免长时间保持同一种姿势，睡觉时避免枕头过高，做好防寒保暖工作。同时，我们还可以多活动颈肩部位，促进血液循环，有助于预防肩周炎的发生。

9. 有哪些原因可能导致肩周炎？

肩周炎是一种常见的疾病，近年来患者群体不仅仅是中老年人，许多年轻人也面临着肩周炎的困扰。长时间的坐姿不良会导致腰酸背痛、脖子酸痛，久而久之，会影响到肩部的活动能力和日常生活。那么，肩周炎是由什么原因引起的呢？

外伤是导致肩周炎的一大原因。肩关节是人体活动量较大的关节之一，各种原因引起的肩关节损伤都可能导致肩周炎。此外，一些病理性疾病也会引起肩关节功能障碍，从而导致疼痛和肩关节活动受限。

肩部的退行性改变是肩周炎高发的原因之一。

随着年龄的增长，身体的各项机能都会下降，肩关节也不例外。研究发现，肩周炎的发生与蛋白多糖成分的改变有关。这种物质的变化会引起骨赘生长和关节周围的无菌性炎症，进而导致关节功能障碍，而这种变化往往发生在 50 岁左右。

慢性劳损也是导致肩周炎的重要原因。长期的肩部运动，加上肩关节相对脆弱，上肢运动臂距长，应力大，容易导致慢性劳损，进而引起周围组织的炎症，最终导致肩周炎的发作（图 1-22）。

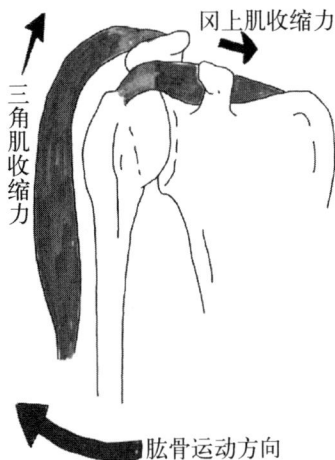

冈上肌收缩力

三角肌收缩力

肱骨运动方向

图 1-22 肩部运动

内分泌失调也与肩周炎的发生有关。肩周炎高发于 50 岁左右，这恰好是内分泌失调和围绝经期综合征的高发年龄。特别是中年女性朋友，由于围绝经期的影响，体内的性激素水平下降，从而引起身体内分泌及其他系统的紊乱，各项机能也会发生改变。同时，有些肩周炎在 1～2 年后可以自愈，这与围绝经期综合征 1～2 年后调整趋于稳定的现象是一致的，因此人们认为肩周炎与内分泌失调有关。

免疫反应也是肩周炎的一个重要原因。50 岁以后，肩关节中稳定肩部的重要肌肉——冈上肌会出现磨损而变薄，同时伴有坏死的情况。冈上肌随着肩部运动不断与肩峰碰撞，引起炎症，导致机体产生免疫反应，进而引起肩关节的炎症，导致肩部疼痛和活动受限，最终诱发肩周炎。

此外，身体其他部位的疾病，如糖尿病、心血管疾病、肺部疾病等，也可能导致肩部长期缺血和痉挛，进而引起炎症，从而引发肩周炎。

以上便是导致肩周炎的几个主要原因。肩周炎对于生活和工作的影响是巨大的，因此我们应该了

解引发肩周炎的原因，及时采取预防措施，保护好
自己的身体健康。

10. 肩痛就是肩周炎吗?

许多人一出现肩痛就立刻联想到肩周炎，并开
始进行各种康复运动。但实际上，肩痛不一定就是
肩周炎，自以为是反而可能会延误治疗时机。我们
该如何准确判断肩痛是不是肩周炎呢?

根据国内外研究显示，只有 15% 的肩痛患者是
因为肩周炎，而约 60% 的肩痛是由肩袖损伤引起的。

肩周炎可以引起肩关节周围组织的炎症，包
括肌肉、肌腱和滑囊等。这种炎症会导致肩膀周围
的疼痛和不适，甚至可能出现肩关节活动受限的
症状。

肩袖损伤的主要原因是随着年龄增长，肩袖血
供减少，导致其强度减弱，并且长期的磨损最终导
致撕裂。肩袖损伤在 45 岁以上的女性中较为常见，
尤其是重体力劳动者，发病率从 40 岁开始逐年增
加，70 岁以上的患者达到 50%，80 岁以上的患者

甚至高达 80%。年轻人的肩袖损伤通常是由于运动或外伤引起的，比如喜欢打羽毛球、棒球，或者喜欢自由泳、仰泳和蝶泳的人，因为在剧烈运动中反复使用肩关节，可能会导致肩袖急性撕裂。早期主要症状表现为肩关节疼痛，疼痛发生在外伤或无明显原因的情况下，初期呈间歇性，夜间尤为剧烈，无法侧卧于患侧。

除了外科疾病可能导致肩痛，我们也要考虑内科疾病。首先是心源性肩痛（左肩），因为引起肩部疼痛和心脏疼痛的感觉神经非常接近，当心脏出现异常时，例如心绞痛或心肌梗死会反射性地引起左肩部疼痛。这种疼痛通常在左侧肩臂或肩胛区突然或阵发性地出现，伴有胸闷、出汗，可能伴有结代脉。然而，这种疼痛与活动有关，只在活动时出现，疼痛发作呈阵发性，休息或口服治疗心脏病的药物可以缓解疼痛。

其次是肺源性肩痛，肺尖部位于胸腔出口的上方，周围有许多重要的神经血管，其中最重要的是臂丛神经。因此，当肺尖部发生占位性病变后，压迫或侵犯周围的神经组织（如臂丛或肋间神经），就会出现类似肩周炎的症状，如肩关节和肩背部肌肉的酸痛。因此，当肩关节和上臂持续疼痛，并逐渐加剧，同时伴有同侧上肢麻木和手部肌肉萎缩时，应考虑肺源性肩痛。

胆囊炎和胆囊结石也可能引起肩痛。胆囊位于人体的右侧，当胆囊发生疾病时，会刺激右侧膈神经末梢。当该神经受到刺激时，大脑皮质会产生错觉，以为是右肩部疼痛。

最后，带状疱疹也可能导致肩痛。带状疱疹病毒隐藏于脊髓神经后根，当被激发时会沿神经后根扩散。在疱疹出现之前，神经痛具有明确定位特点，容易与常见的颈肩腰腿痛等疾病混淆。老年人常患有退化性骨关节病，加上感觉迟钝，因此老年人的带状疱疹往往具有很强的隐蔽性。在患者出现皮肤疼痛之前，局部皮肤通常会有感觉过敏或神经痛，但很难确定疼痛的确切部位，常以颈肩腰腿痛为主要症状，而不会提及皮肤浅部的疼痛。

肩痛是不能忽视的，盲目自我诊断和治疗可能会延误病情。及早发现、早期治疗，用科学有效的方法远离肩痛的困扰。

11. 肩膀突然剧痛可能是什么问题?

肩膀剧烈疼痛可能是由外伤、钙化性肌腱炎急性发作、肩袖损伤、肩周炎、颈椎病等疾病导致。如果肩膀受到外伤,例如跌打损伤、撞击伤等,会损伤肩部肌肉,进而会导致疼痛、红肿等症状。如果疼痛比较轻,可在医生的指导下选择镇痛药物进行缓解,例如布洛芬、对乙酰氨基酚等;如果症状比较严重,需要及时到医院进行治疗(图1-23)。同时,肩膀突然剧痛还有可能是肩部钙化性肌腱炎急性发作。表现为经常肩部剧痛,可能伴有肩部发热、肿胀、夜间加剧,严重影响日常生活。一旦出现,应及时就医。

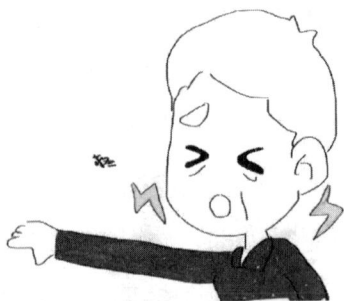

图1-23 肩关节疼痛示意

肩袖损伤导致的疼痛有哪些特点？许多人在受伤后即感到肩部疼痛，但第二天会减轻，隔天又会加重，甚至晚上睡觉时也可能感到疼痛，影响睡眠，甚至可能会因疼痛而醒来。一些肩袖损伤的患者在做胳膊向内旋转（也就是拿起一杯水倒空时的动作）和向外伸展动作时才会感到最明显的疼痛，但之后会消失（疼痛弧）。其中，"夜间痛"是肩袖损伤特有的特征。如果在晚上因感到肩膀疼痛而醒来，或者因疼痛而影响到睡眠，那很有可能是肩袖损伤了，需要去医院进行检查和治疗。

肩周炎也是引起肩部疼痛的原因之一。肩周炎是肩关节囊和周围韧带发生纤维化和慢性炎症，会导致肩部逐渐出现疼痛，尤其是夜间疼痛，逐渐加重，并且肩关节的活动功能会越来越受限，达到一定程度后会逐渐缓解，直至完全恢复。同时，肩周炎还会伴随着怕冷、压痛、肌肉痉挛和肌肉萎缩等症状。这种情况多发生在 50 岁左右，因此被称为"五十肩"。判断肩周炎导致的肩关节活动受限的方法是：无论是主动活动还是被动活动都会受到限制。

另外，颈椎病也有可能导致肩部疼痛。当颈

椎受到压迫时，可能会引起肩部和上肢的放射性疼痛。此外，肩部的关节炎也是可能的原因，常见的有风湿性关节炎、类风湿关节炎、痛风性关节炎等。建议去正规医院明确病因，并在医生的指导下进行针对性的药物治疗。

12. 什么是肩袖？为什么肩袖容易引起损伤？

肩袖，就像是肩关节的袖子。它是肩关节周围的一组肌腱复合体，包括冈上肌、冈下肌、小圆肌和肩胛下肌这四块肌肉的肌腱。这些肌腱覆盖在肩关节的前、上、后方，像袖套一样保护着肱骨头，因此得名"肩袖"。它们不仅协同运动使肩关节能够旋转和上举，而且还稳定肱骨头在肩胛骨的盂唇上，对保持肩关节的稳定和活动起着非常重要的作用。

肩袖损伤通常由外伤引起，但很多时候并没有明确的外伤史，而是随着年龄增长逐渐积累的损伤所致。因此，肩袖损伤的发病率在中老年人群中逐年增长。具体是哪些损伤引起的肩袖损伤呢？最常见的原因是肩峰撞击。这里的撞击并不是指外来暴力式的击打，而是指肩关节在运动中对自身结构的撞击，准确地说是一种频繁的挤压和磨损。当劳损达到一定程度，肌腱就会发生撕裂，不论是小撕裂还是中大撕裂都可能出现症状，比如肩关节疼痛和上举无力，或者在高举手拿东西时感到剧痛而且没有力量。如果出现这些症状，应尽快就诊，并进行磁共振或彩超等影像学检查以明确诊断。

肩关节是一个非常灵活、能够进行大范围活动的关节。肩袖中的肌腱本身的活动空间相对较小，因此在肩关节活动时难免会发生碰撞。如果工作、生活或锻炼习惯对肩关节造成较大的消耗，比如教师、家政服务人员或喜欢打羽毛球、举重等运动的人，需要经常抬肩、外展发力，那么肩袖组织就会长时间处于被挤压和磨损的状态，损伤是不可避免的。

肩袖损伤是肩袖相关疾病中最常见的疾病之一，年龄逐渐增大导致肩袖组织变得脆弱、质地变差、弹性降低是其重要原因。

需要注意的是，肩袖损伤并非由单一原因所致，通常是多种因素的综合作用。为了减少肩袖损伤的风险，建议正确使用肩关节、合理锻炼、避免过度劳累，并注意保护肩部。

13. 肩袖损伤一定会有外伤史吗?

肩袖损伤是引起肩部疼痛的主要原因之一（图1-24），约占肩关节疾患的 20%。在对 30～80 岁人群的研究发现，肩袖损伤患病率随年龄增长而逐渐增高。在老年性肩袖损伤的患者中绝大部分不一定有外伤，因为外伤可能只是一个诱因。

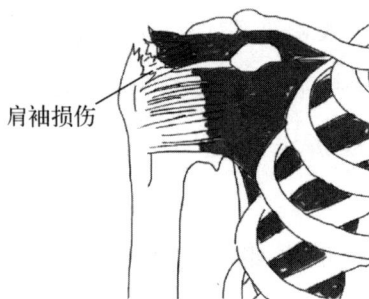

肩袖损伤

图 1-24　肩袖损伤示意

　　那么为什么肩关节没有明显外伤也会发生肩袖损伤呢？

　　年轻人的肩袖损伤绝大部分是由外伤导致的。然而，肩关节在没有发生明显外伤的情况下，也可能存在肩袖损伤，这种情况最多发生于中老年人。中老年人的肩袖本身已开始出现退行性病变，质地逐渐变差，而且他们经常从事涉及肩关节过肩活动，或者频繁进行肩关节旋转活动的工作或日常行为，使得肩关节更容易受损。比较多见的一种情况就是肩峰撞击综合征。

　　说到肩峰撞击综合征，又有很多人有疑问：没有明显撞击过，肩关节怎么会发生肩峰撞击？其实所谓肩峰撞击，并不是外来的暴力撞击。肩峰撞击综合征是由于肩峰前外侧端形态异常，肱骨大结节的骨赘形成，肩锁关节增生肥大，以及其他可能导致肩峰与肱骨头间距减小的原因，造成肩峰下结构的挤压与撞击。这种撞击大多发生在肩峰前 1/3 部位和肩锁关节下面。反复的撞击会促使滑囊、肌腱发生损伤、退变，久而久之会发生肩袖损伤。

　　肩袖损伤是指慢性劳损或急性损伤导致肩部炎

症、疼痛以及外展活动受限的情况。肩袖损伤发生的原因主要包括以下几点：

（1）慢性损伤和退行性变（退变）　肩袖位于肱骨头和肩峰之间的间隙中。随着年龄增长，肩袖和滑囊会发生退变，长期的外展和旋转活动会使它们在肱骨头和肩峰之间受到磨损，加速退变，并引发炎症和结构破损，从而导致冈上肌肌腱炎和肩峰下滑囊炎。大多数患者没有外伤史，肩袖呈现慢性炎症，不完全损伤，但部分病例可能完全断裂。

（2）撞击

① 内撞击：指内侧肩袖与软组织之间的摩擦。

② 外撞击：通过肩峰喙肩韧带，冈上肌附着在肱骨大结节的最上部。

从解剖结构和承受的应力来看，这个部位是肩袖的薄弱点。当肩关节在外展位做急剧的内收活动时，易发生肩袖破裂，约占肩袖损伤的50%。其次是肩胛下肌的损伤，由于肢体的重力和肩袖的牵拉，裂口会不断扩大，并且不容易愈合（有些患者在家里甩动胳膊以缓解疼痛，但由于动作错误导致裂口变得越来越大）。

（3）创伤　是年轻人肩袖损伤的主要原因，尤其是运动员、高速冲击伤患者和从事重体力劳动者。比如，当手外展着地或手持重物时，肩关节突然外展或扭伤，就可能引发肩袖损伤。外力越大，则肩袖断裂越严重。这些患者在肩上举位时会明显感到疼痛或疼痛加重，而在静息时疼痛会减轻。

14. 有哪些劳损和动作易导致肩袖损伤？

肩袖损伤是一种常见且多发的疾病。长期劳损是导致肩袖损伤的原因之一。许多患者会对此感到困惑，他们会问："我并没有受伤，为什么会出现损伤呢？"其实，肩袖损伤可以分为两类。一类是明确由外伤引起的，称为创伤性肩袖损伤。另一类是退变性的，是由于肩峰下长期的撞击和摩擦，或者与肩周炎时不正确的锻炼有关。

哪些动作容易导致肩袖损伤呢？了解这些情况可以帮助我们及早发现症状并调整锻炼计划（图1-25）。

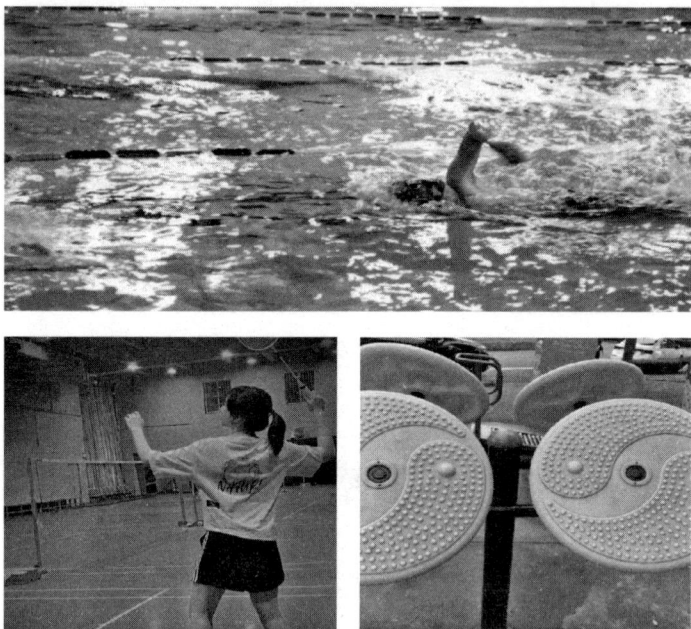

图 1-25　易导致肩关节损伤的动作及器材

　　自由泳是一项需要肩部屈伸和旋转的运动，在过头前伸时，肩峰下的摩擦最容易发生。如果肩峰异常发育或有骨刺，就很容易导致肩袖损伤。长期如此，可能会出现明显的肩袖撕裂，引起肩部外侧三角肌酸痛，俗称为"游泳肩"。

　　卧推是健身爱好者常做的动作。如果在准备工作不充分、肌肉协调性不好时进行力量性的卧推，或者第一次使用较大重量的哑铃或杠铃进行卧推，在卧推时过度旋转肩关节、失手扭伤肩部，都容易导致肩袖损伤和肱二头肌长头腱的相关损伤。

羽毛球是我国比较普及的运动，打羽毛球时进行大力扣球或反手抽球等动作，如果动作不协调，就很容易导致肩袖损伤。这可能引起举手过头或过伸时出现肩关节内部的疼痛。

许多小区的健身场地都配备了吊环，许多老年人喜欢做双手牵拉吊环的锻炼。然而，他们通常不知道，中老年人肩部骨刺形成的概率很高，有时还存在肩峰下间隙变窄的情况。反复地牵拉、上举会导致肩袖与肩峰下骨刺的摩擦、撞击，引起肩袖损伤。特别是对于有冻结肩（肩周炎）的患者来说，听从一些建议加强锻炼，选择吊环进行牵拉、上举的锻炼很常见。然而，2～4周后，疼痛加重，才会去就医。

另外，小区的健身场地中的旋转盘也极易导致肩袖损伤。肩部的反复旋转在某些角度会导致肩峰下的撞击，久而久之，肩峰下间隙的肩袖容易磨损甚至断裂。然而，由于肩部肌肉比较发达，且这是一个慢性过程,经常进行这种锻炼的老人往往对疼痛不敏感,只会表现为经久不愈的肩部酸痛,还会害怕空调吹风或冷风。经常会误以为是受风着凉所致。

因此,适度锻炼有益于健康和保持肩关节功能,但过度劳损就容易出现肩袖损伤。

15. 什么是肩关节脱位?

肩关节脱位实际上是一种相当常见的运动损伤(图 1-26)。这种损伤是由于肩关节的骨头脱离正常

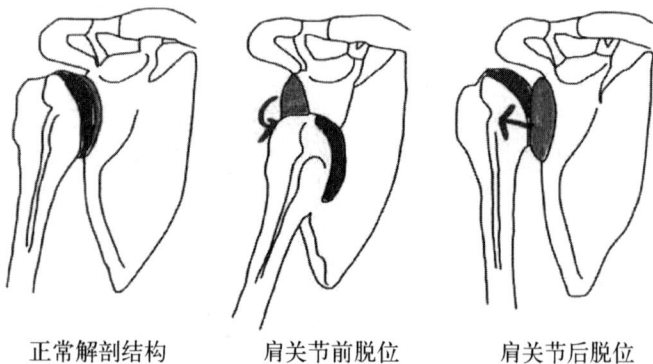

正常解剖结构　　　　肩关节前脱位　　　　肩关节后脱位

图 1-26　肩关节脱位示意

位置而引起的。当肩胛骨和肱骨之间发生不正常的位移时，肩关节的稳定性就会受到影响，同时伴随着韧带和肌肉的损伤。

怎么判断自己是不是出现了肩关节脱位呢？肩关节脱位后会有哪些症状？

肩关节脱位是一种常见的肩部损伤，它会导致一系列的症状和功能障碍，严重影响患者的生活质量。疼痛是最主要的症状之一。患者可能会感到肩部剧烈的疼痛。这种疼痛可能会延伸至手臂、手腕和手指，且疼痛程度轻重不一。肩部可能会出现肿胀和僵硬现象，活动受限，尤其在进行肩部活动时，有时还会发出响声。这些症状可能会导致患者感到肩部无力，难以完成日常活动，如穿衣、梳头等。

此外，肩关节脱位还可能引起肩部外观异常，如方肩畸形，并在某些情况下造成神经或血管损伤，影响肩部的感觉和血液循环。如果脱位未得到及时处理和治疗，可能会导致习惯性脱臼，进一步损伤关节软骨，促使关节退化，并可能导致不可逆的创伤。

肩关节脱位对日常生活的影响是多方面的。活动受限可能导致患者在穿衣、梳头等日常动作中感到不便。疼痛和不适也会降低患者的睡眠质量，进而影响日常生活。对于那些需要频繁使用肩关节的职业和学习领域，肩关节脱位会影响正常的工作和学习。此外，长期的疼痛和功能受限可能会导致心理压力，如焦虑和抑郁等，进而影响患者的社交活动和生活质量。因此，对于肩关节脱位的预防应给予足够的重视。

日常生活中应如何预防肩关节脱位？

可以采取以下措施来减少肩关节脱位发生的可能性。运动前要充分热身，并选择合适的运动方式和强度。同时，保持正确的坐姿和站姿，避免长时间保持同一姿势。此外，还要保护肩关节，避免过度使用，并注意保护肩关节免受外力伤害。合理的饮食也十分重要，特别是摄入足够的钙和维生素 D，有助于维持骨骼的健康。最后，定期进行体检和骨骼检查，及时发现并处理潜在问题。

16. 发生肩关节脱位的原因有哪些?

肩关节脱位是一种很常见的运动损伤。那是什么原因导致了肩关节脱位呢?

肩关节的解剖结构特点对其功能和易受伤性都有重要影响。肩关节由关节盂和肱骨头组成,关节盂相对较浅,而肱骨头较大,这种不匹配使得肩关节在运动中稳定性相对较差,导致其在受到外力,如摔倒、碰撞或扭伤时,脱位的风险增加。特别是进行一些需要肩关节承受大范围运动或较高压力动作的运动,如举重、游泳和打网球时,如果动作不当,更容易导致肩关节脱位。

除了解剖结构因素,肩部肌肉的力量和耐力也是维持肩关节稳定的关键。肩部肌肉力量不足,尤其是肩袖(包括肩部四个主要肌肉:肩胛下肌、冈上肌、冈下肌和小圆肌)周围肌肉,会导致肩关节稳定性下降,增加肩关节脱位的风险。此外,肩关节周围组织的损伤,如肌腱炎或关节炎,也可能引起肩关节不稳定。

对于老年人来说，由于骨质疏松和骨骼退化，他们的肩关节脱位风险也会增加。这种情况下，即使是在日常活动中，肩关节受到轻微的外力也可能导致脱位（图1-27）。

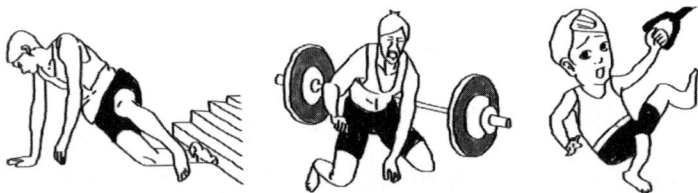

图1-27　肩关节脱位的原因

17. 肩关节脱位可以自行处理吗？怎样处理才是正确的？

肩关节脱位是指肱骨头脱离肩胛盂的情况，通常会导致肩部疼痛、活动受限和不适。如果不及时处理或处理不当，可能会引起进一步的损伤和疼痛。因此，建议不要自行处理肩关节脱位，而应该尽快寻求医疗帮助。正确的应对方法对于避免进一步伤害和促进恢复至关重要，如遇紧急情况可按照以下流程处理。

（1）停止活动　当发现肩关节脱位时，应立即停止活动，并将患肢抬高。这样做可以避免进一步受伤和疼痛，同时有助于减轻肿胀和充血。

（2）用毛巾等物品包裹患处　将患肢抬高后，应及时用毛巾等柔软物品包裹患处，以减少疼痛和炎症反应。同时，可以用冰袋或冰块敷在患处（图1-28），每次持续15～20分钟，每2～3小时敷一次，以减轻疼痛和肿胀。

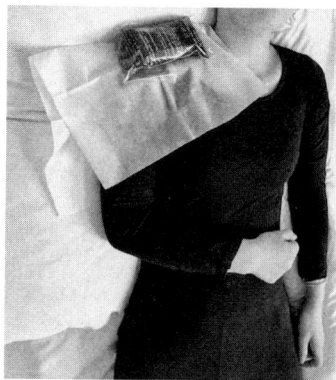

图1-28　冰敷示意

（3）保持冷静，避免疼痛　在处理肩关节脱位的过程中，应保持冷静，避免过度紧张和焦虑。尽量避免触摸或按压患处，以免引起更多的疼痛和不适。

（4）避免自行复位　肩膀脱臼后，应避免自行尝试复位。如果没有专业医生的指导，自行操作可能会加重伤情，导致更严重的后果。

（5）及时就医，接受专业治疗　发生肩膀脱臼后，应及时就医，接受专业医生的治疗。医生会进行详细的检查和评估，并根据具体情况采取适当的治疗措施，包括手法复位、药物治疗和康复训练等。

（6）遵循医生指示，进行康复训练　在治疗期间，应遵循医生的指示，进行适当的康复训练。在进行康复锻炼时，患者应根据自身情况和医生的指导，逐渐增加锻炼强度和活动范围。同时，注意保持正确的姿势和动作，避免过度用力或造成二次伤害。在锻炼过程中，如感到疼痛或不适，应立即停止锻炼并寻求医生建议。康复锻炼是一个持续的过程，患者需要保持耐心和毅力，在医生的指导下积极配合。

（7）注意保暖，避免过度活动　在休息和恢复期间，应注意保暖，避免过度活动，以免引起肩部肌肉拉伤或损伤。同时，应遵循医生的建议，逐步恢复日常活动和运动。

（8）注意疼痛和不适　在治疗和保养期间，应注意疼痛和不适，并及时向医生报告。如果疼痛加剧或持续时间过长，可能是肩关节脱位的情况加重或其他问题出现。

（9）定期复查　在治疗和保养期间，应定期接受医生的复查，以观察治疗效果和防止再次脱臼。

（10）保持积极态度　肩关节脱位后应保持积极态度，相信自己能够克服困难并恢复健康。同时，应遵循医生的建议，坚持进行适当的治疗和保养。

在遇到肩关节脱位的情况时，应保持冷静，遵循上述建议进行适当的处理和就医，以促进肩部的恢复和避免进一步的损伤。

在肩关节脱位的治疗和康复过程中，应紧密遵循医生的建议，注意饮食和休息，保持良好的生活习惯和心态，以加快身体恢复。如果肩关节反复脱位、保守治疗无效或伴有其他损伤，为了恢复关节的正常功能，可能需要采取手术治疗的措施。

18. 什么是肩峰撞击综合征?

肩峰撞击综合征是一种常见的肩部运动损伤,主要由肩峰下间隙内结构与肩峰外侧缘发生碰撞、摩擦引起,这种疾病又称为肩峰下撞击综合征(SAIS)。肩峰撞击综合征是一种肩部疼痛性疾病,是造成肩痛最常见的原因之一,占 44%~65%,通常发生在肩峰下间隙,即肩胛骨与锁骨之间的间隙(图 1-29)。这个间隙内有许多组织结构,包括肌腱、滑囊、神经和血管等。当这些组织结构与肩峰外侧缘发生碰撞时,就会引起肩峰撞击综合征。

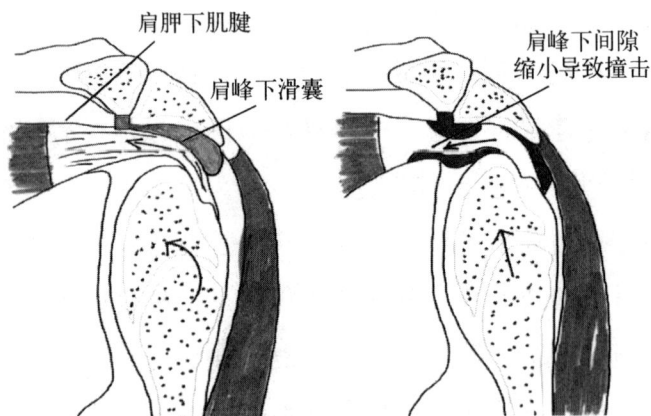

图 1-29 肩峰下间隙示意

在患有肩峰撞击综合征时会有以下症状表现。① 疼痛，肩峰撞击综合征的主要症状就是疼痛，一般表现为慢性肩痛，疼痛程度可因具体病情而异。患者在活动肩关节时疼痛会加重，尤其是在上举、外展、外旋等动作时，活动受限，疼痛和肌肉软弱可导致肩关节活动受限，特别是上举和外旋动作。部分患者可出现夜间痛，严重时会影响睡眠。② 肌肉萎缩，若肩峰撞击综合征持续时间较长，可导致肌肉萎缩，特别是三角肌的前束和外侧束。

根据病情的严重程度和患者的身体状况，医生会制定不同的治疗方案。以下是一些常用的治疗方法：① 保守治疗，对于症状较轻的患者，医生会建议采取保守治疗，包括休息、冷敷、口服镇痛药、肩部肌肉锻炼等。② 手术治疗，对于症状较严重或保守治疗效果不佳的患者，医生可能会建议采取手术治疗。手术的方式因病情而异，常见的有肩峰下减压术、肩袖修复术等。③ 其他治疗，如物理疗法、注射疗法等，可根据患者的具体情况选择合适的治疗方法。

肩峰撞击综合征的分期（根据肩袖的损伤

情况）：

一期——肩袖水肿出血期：肩关节过度使用及发生累积性损伤。还包括一次性、单纯的肩部损伤史。

二期——慢性肌腱炎及滑囊纤维变性期：肩峰下反复撞击使滑囊纤维化，囊壁增厚，肌腱反复损伤，呈慢性肌腱炎，通常是纤维化与水肿并存。增厚的滑囊与肌腱占据了肩峰下间隙，使冈上肌出口相对狭窄，增加了撞击发生的机会和频率，因而疼痛症状发作可持续数天之久。

三期——肌腱断裂期：主要病理变化是冈上肌腱、肱二头肌长头腱在反复损伤、退变的基础上发生肌腱的部分性或完全性断裂。

了解肩峰撞击综合征的疾病介绍、症状表现、治疗方法等相关知识，有助于更好地预防和治疗此病。如有疑虑，请及时就医咨询。

19. 哪些原因容易引起肩峰撞击综合征?

肩峰撞击综合征多见于 40 岁以下的成年人，

尤其是从事投掷、游泳、羽毛球、网球等需要频繁抬高手臂运动的人群。肩峰形态异常、肩袖组织损伤、肩关节活动频繁和肌肉力量不足等因素都容易引起肩峰撞击综合征。下面将从疾病原因的角度进行科普，帮助大家了解肩峰撞击综合征的发生原因，从而更好地预防和治疗此病。

（1）肩峰形态异常 是引起肩峰撞击综合征的常见原因之一。肩峰是肩胛骨外侧的一块三角形骨，它与锁骨和肱骨组成了肩关节。在正常情况下，肩峰与肱骨头之间有一个合适的间隙，以便肩袖等组织能够自由活动。但是，如果肩峰的形态异常，比如过于尖锐或突起，就会导致肩峰下间隙变窄，从而容易与肱骨头发生碰撞（图1-30）。

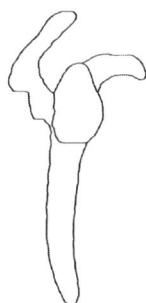

平坦型

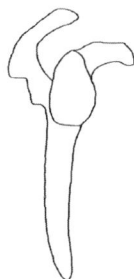

弧型

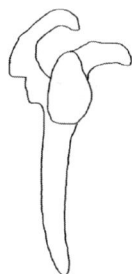

钩型

图1-30 肩峰分类及示意

（2）肩袖组织损伤 肩袖作为肩关节的核心构造，由冈上肌、冈下肌等四块关键肌肉的肌腱精巧地穿过肩峰下方的间隙，与肱骨头紧密相连，共同维持肩关节的稳定性和灵活性。如果肩袖组织发生损伤，比如撕裂或磨损，就会导致肩袖变薄或变形，从而增加肩峰撞击的风险。

（3）肩关节活动频繁 肩关节是人体最灵活的关节之一，它能够完成屈、伸、收、展、旋转等多种动作。但是，如果肩关节活动频繁，特别是上举、外展、外旋等动作，就会增加肩峰撞击的风险。这是因为这些动作会使肩峰下间隙变窄，从而使肩袖等组织更容易与肩峰发生碰撞。

（4）肌肉力量不足 肩部肌肉是维持肩关节稳定性和活动性的重要结构。如果肩部肌肉力量不足，就会导致肩关节稳定性下降，从而增加肩峰撞击的风险。此外，肌肉力量不足还会使肩袖等组织容易受到损伤，进一步增加肩峰撞击的风险。

为了预防和治疗肩峰撞击综合征，需要从上述方面入手，比如保持正确的姿势、合理锻炼、加强肌肉力量等。同时，如果出现肩部疼痛等不适症状，应及时就医，以便得到及时有效的治疗。

20. 如何预防肩峰撞击综合征?

由于肩峰撞击综合征会导致肩袖组织损伤，这可能会引发肩关节炎，会导致关节僵硬、疼痛、关节变形，以及神经损伤。神经损伤可能会引起肩部和上臂的麻木和刺痛，并可能出现肌肉无力。更有甚者会导致肩袖损伤，使肩膀变得僵硬，从而影响肩膀的活动能力。

预防肩峰撞击综合征比治疗更为重要，以下是一些预防肩峰撞击综合征的措施：

（1）保持肩部活动（图 1-31） 可以预防肩部肌肉僵硬和不适。建议进行适当的肩部运动，如前后摆臂、上下摆臂、环绕肩部等。运动时应注意幅度和强度，避免过度运动和损伤。

（2）改变工作姿势 不良的工作姿势会导致肩部肌肉疲劳和不适。建议每 30 分钟左右调整一下

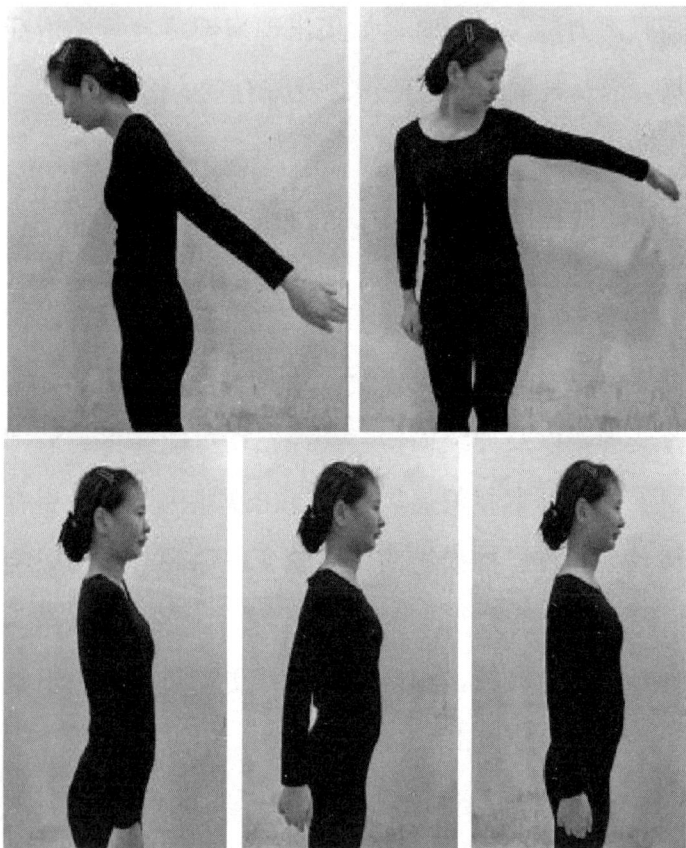

图 1-31 肩部活动

工作姿势，避免长时间保持同一坐姿，如长时间使用电脑、低头看手机、写字等。适当地休息和放松可以缓解肩部疲劳和不适。

（3）避免过度使用肩部　过度使用肩部容易导致肩峰撞击综合征。建议减少长时间举重物、过度用力等。同时，避免过度使用肩部进行重复性的动作。

（4）及时治疗疼痛　疼痛是肩峰撞击综合征的常见症状，及时治疗疼痛可以避免病情进一步恶化。如果肩部出现疼痛，应及时就医，接受专业的诊断和治疗。

预防肩峰撞击综合征，需要从多个方面入手，包括保持肩部活动、改变工作姿势、避免过度使用肩部、控制体重和及时治疗疼痛等。保持健康的肩部对身体和心理健康都有很多好处，所以应该通过积极的措施，以降低肩峰撞击综合征的风险。

21. 什么是肩关节盂唇损伤？

肩关节盂唇损伤是一种常见的肩部疾病，会对患者的生活和工作造成很大影响。了解肩关节盂唇损伤的概念和症状，及时诊断和治疗，配合预防措施，是维护肩部健康的关键。

肩关节（图 1-32）是由肱骨头、肩胛骨的关节盂、锁骨关节囊、韧带、肌肉等组织组成的复杂关节，具有广泛的活动性和稳定性，而肩关节盂唇是附着在肩胛盂边缘的纤维软骨组织。

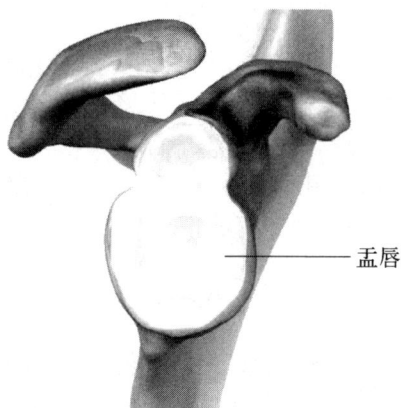

盂唇

图 1-32 肩关节解剖示意

肩关节盂唇损伤是指肩关节盂唇组织的损伤，包括撕裂、磨损、退化等形式。这种损伤通常由外伤、过度使用肩部、年龄大等因素引起。主要症状包括肩部疼痛、活动受限、异响、肿胀和炎症。肩部疼痛的程度可轻可重，通常在肩部活动时加重。

活动受限时，患者可能会感到肩部僵硬、无力或受限，影响日常活动和运动。在活动肩部时，可能会听到咔嗒声、摩擦声等异响。损伤可能导致炎症反应，引起肿胀和疼痛。

诊断肩关节盂唇损伤时，医生通常会先进行体格检查，了解患者的症状和病史，然后可能需要进行影像学检查，如X线、磁共振等，以进一步确认诊断。

治疗肩关节盂唇损伤时，医生会根据损伤的严重程度和患者的症状制定相应的治疗方案。一般而言，轻度损伤可以采用保守治疗，如休息、冷敷、药物治疗等，避免过度活动和负荷。对于严重的损伤，可能需要手术治疗，包括关节镜手术、开放手术等。

预防肩关节盂唇损伤极为关键，需要从多方面着手。保持适量运动，着重锻炼肩部肌肉，以此提升肩部稳定性与承受力，降低损伤风险。日常生活中，要格外留意姿势问题，减少长时间固定姿势，尤其是长时间使用电脑这类行为。同时，务必避免肩部过度劳损，尽量减少诸如举重、推重等高强度、重复性的肩部活动。体重管理同样不容忽视，过重会加重肩部负荷，所以应秉持健康的饮食习惯，配合适度运动，将体重控制在合理范围。合理规划工作与生活节奏，全方位减轻肩部压力，全方位守护肩部健康。

如果出现肩部不适或疑似肩关节盂唇损伤的症状，应及时就医，接受专业的诊断和治疗。

22. 哪些动作容易引起肩关节盂唇损伤？

肩关节盂唇损伤作为一种常见的肩部损伤疾病。了解哪些动作容易引起肩关节盂唇损伤，并避免这些动作，有助于预防它的发生。

（1）过度使用肩部　是引起肩关节盂唇损伤的常见原因之一。长时间保持同一姿势，如长时间使用电脑、手机等，或者进行高强度、重复性的肩部运动，如举重、推重等，都可能导致肩关节盂唇损伤。

（2）外伤 也是引起肩关节盂唇损伤的常见原因之一。跌倒、碰撞、过度拉伸等外部力量作用于肩部，都可能导致肩关节盂唇损伤。

（3）不良姿势 也容易导致肩关节盂唇损伤。例如，长时间低头看手机、电脑等，或者坐姿不正确，都可能加重肩部的负担，导致肩关节盂唇损伤。

（4）缺乏锻炼 也可能导致肩关节盂唇损伤。肩部肌肉的弱化会影响肩部的稳定性和承受能力，从而增加肩关节盂唇损伤的风险。

（5）肩袖损伤 肩袖是肩关节中的一组肌腱，它们帮助肩关节进行运动。肩袖损伤可能会影响盂唇的健康，导致盂唇损伤。

（6）骨关节炎 是一种常见的关节疾病，它会导致关节软骨的磨损和破坏。如果肩关节出现骨关节炎，就会增加盂唇的负担，导致盂唇损伤。

（7）肩部肌肉失衡 可能导致肩关节盂唇损伤。例如，斜方肌薄弱可能导致肩胛骨位置不正，增加盂唇的负担。因此，保持肩部肌肉的平衡对于预防盂唇损伤非常重要。

（8）跌倒或意外　可能导致肩关节受到外部冲击，导致盂唇损伤。

（9）运动损伤　进行某些运动时，如游泳、投掷等需要大幅度肩部活动的运动，可能会因为姿势不正确或过度使用而导致肩关节盂唇损伤。

深入认识肩关节盂唇损伤的常见诱因，对于有效预防、及早发现，并适时采取针对性的治疗与康复措施至关重要。倘若您出现肩部不适，或出现疑似肩关节盂唇损伤的症状，切莫延误，应立即就医，以便获取专业医生的精确诊断与妥善治疗。

23. 出现肩关节不稳的原因有哪些?

肩关节不稳定的病因有很多，大体可分为两种：创伤性和非创伤性因素。

创伤性因素：外伤可损伤肩关节的结构，如肩关节囊、盂唇、韧带等，这些结构是维持肩关节稳定的重要因素，一旦损伤，则容易导致关节不稳。

外力对肩关节的稳定结构从关节盂或肱骨头方向甚至两个方向同时牵拉，引起稳定结构的撕裂或撕脱。这些结构受损后，在非解剖位置愈合，或者根本无法愈合。从而增加了将来再次脱位的风险，如此反复，使肩关节的稳定结构彻底遭到破坏，引起肩关节不稳。

非创伤性因素：如先天性或发育性肩关节骨骼异常或韧带松弛、支配肩关节的肌肉出现麻痹（如臂丛神经损伤、腋神经损伤等）等，均可导致肩关节不稳。

不过，还有一部分人群天生关节较为松弛，没有受过明显的外伤也可能发生肩关节不稳定。这是由于反复过顶运动或其他因素导致肩关节的稳定结构出现反复的微小损伤，积少成多，使得肩关节变得不稳定。

此外，还有一些人群的肩关节稳定结构没有明显的变化，但是由于运动神经控制能力异常，其关节也会变得不稳定。这些被称为肌肉源性的不稳定。

肩关节不稳的危险因素：男性；年龄（双峰分布）；遗传易感性（家族史，可能由于胶原相关的基因表达调控不当）；盂肱关节位置异常（发育不良）；

运动过度综合征；参加肢体接触、对抗性运动（如足球、篮球等）；既往脱位病史等。

肩关节不稳的诱发因素：

（1）先天性或发育性因素

① 骨骼因素：肩胛盂发育过小、臼面过深、肩胛盂过度后倾（后张角过大）、肩胛盂后下缘缺损等均是盂肱关节不稳定的重要因素。肱骨头发育异常、后上方缺损（西洋斧状畸形）、肱骨逆向扭转畸形使肱骨头前倾角过大等往往是复发性肩关节脱位的基础（图 1-33）。

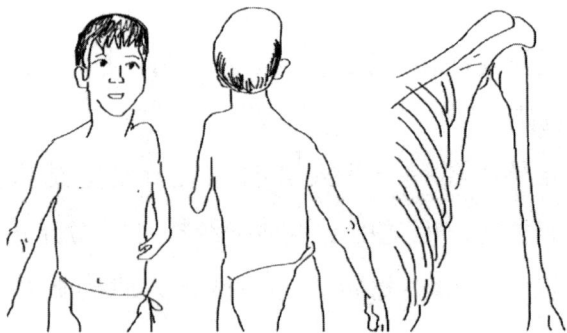

图 1-33　骨骼发育异常示意

② 软组织因素：见于胚层发育缺陷所致的全身性关节囊及韧带松弛征（Ehlers-Danlos syndrome）。

（2）麻痹性因素 肩周主要肌肉及支配肌肉的神经可因麻痹而致肩关节不稳定。臂丛神经损伤（包括产伤）、腋神经损伤、肩胛上神经卡压、副神经损伤以及新生儿产瘫后遗症等均可造成肌肉瘫痪，发生肩关节不稳定。

（3）外伤性因素 关节囊的撕脱、盂唇剥离以及盂肱中、下韧带损伤和松弛，是导致复发性肩关节脱位（图1-34）和半脱位的常见原因。其中盂唇撕脱很难愈合，前下方盂唇撕脱可造成复发性肩关节脱位，前方盂唇剥离则易造成复发性肩肱关节半脱位。

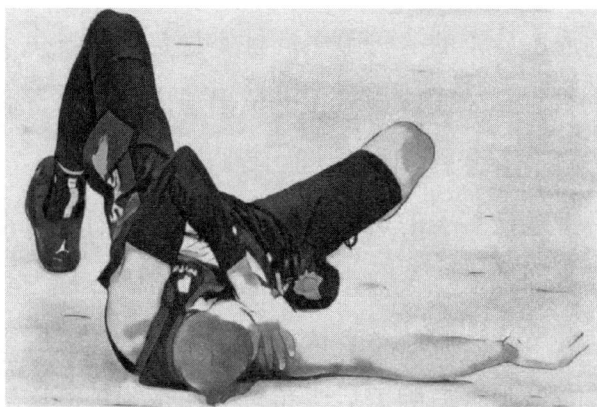

图1-34 外伤性因素——外伤性肩关节脱位

肩袖的功能不仅关系到肱骨近侧端的运动，而且对盂肱关节的稳定至关重要。肩袖广泛撕裂使盂肱关节在前后方向及上下方向出现不稳定。老年患者发生肩关节脱位的同时常合并肩袖损伤，以致日后出现肩关节不稳定。

肩袖间隙撕裂是肩袖损伤的一种特殊类型。冈上肌腱与肩胛下肌的肌间隙分裂使完成臂上举时二肌的协同作用，以及肱骨头固定于肩胛盂上的合力作用明显减弱，造成关节失稳，以及上举过程中的肩肱滑脱现象。

（4）特发性肩松动症　为一种无明确原因、无解剖形态异常的肩关节多向性不稳定，可发生于单侧或双侧。X线检查见在上位出现肩肱关节滑脱现象，向下牵引上臂时出现肱骨头向下松动。

本症在英美的文献中被称为多向性肩关节不稳定或多向性盂肱关节半脱位，在日本则被称为动摇性肩关节症。有些学者认为，本症患者的肩胛盂后下缘有缺损，肩胛盂后张角过大，是一种严格局限于肩肱关节内的不稳定。

（5）精神因素　随意性盂肱关节脱位及半脱位，因肌肉随意收缩所致。Rowe 在 1973 年强调指出了本病病因中精神因素的重要性。

24. 颈椎病会导致肩关节疾病吗?

颈椎病并非导致肩关节疾病的直接原因，但却存在一种间接的联系。该病可以使颈椎骨骼、软骨、韧带和肌肉等结构发生老化退化，从而引发一系列颈椎功能障碍。颈椎病有时也被称为颈椎综合征，它包括颈椎关节炎、增生性颈椎炎、颈神经根综合征和颈椎间盘突出等不同类型的疾病，都是以退化性病理变化为基础的。

颈椎病的主要原因（图 1-35）是长期劳损、骨质增生、椎间盘突出和韧带增厚，从而压迫颈椎脊髓、神经根或椎动脉，引发一系列的功能障碍。它可能导致颈椎间盘突出和颈椎骨质增生等问题，这些问题会压迫或刺激颈椎周围的神经和血管，进而引发颈部疼痛、肩部疼痛和肩胛骨疼痛等症状。

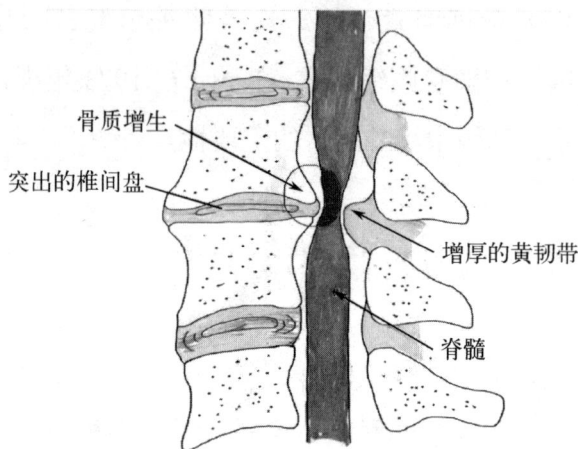

图 1-35 颈椎病的主要病因

而上述这些问题可能会影响肩关节的正常运动和功能，从而导致肩关节疾病的发生，例如肩周炎。颈椎一共有 7 对神经根，它们从脊髓发出，分布到颈肩部、胸背部和上肢等广泛区域。每一对神经根都负责特定的区域，控制相应区域的皮肤感觉和肌肉运动。当这些神经根受到椎间盘和骨质增生的压迫时，它们所管辖的区域就会发出疼痛信号。如果受压的神经根正好是肩膀附近的颈 3 和颈 4 神经根，就会引发肩膀的放射性疼痛。

此外，颈椎的不良曲线和脊髓受压也会导致

肩颈肌肉受损，从而引发肩膀的疼痛。颈椎病还可能通过神经传导的影响，导致肩关节周围肌肉的紧张和功能障碍，进一步引发肩关节的疼痛和运动受限。

因此，虽然颈椎病并非直接导致肩关节疾病的原因，但它可能通过多种途径间接引发肩关节疾病的发生。具体的病因和发展机制仍需进一步研究和诊断确认。若出现颈椎病和肩关节疾病的症状，建议及时就医进行全面的检查和诊断。

25. 什么是巨大肩袖撕裂?

巨大肩袖撕裂是一种严重的肩袖损伤，通常由急性创伤或退行性变引起。这种损伤尤其常见于那些经常进行上肢过度运动的人，比如游泳、羽毛球和网球爱好者等。巨大肩袖撕裂会导致肌腱回缩、肌肉萎缩和肌肉脂肪浸润等问题，从而使修复变得困难，后期功能恢复缓慢，修复后再次撕裂的风险也很大。因此，如何有效治疗这种损伤一直是运动医学科医生面临的难题。

虽然广泛使用"巨大肩袖撕裂"这个概念，但对于它的具体定义和评判标准尚无统一意见。目前常用于诊断巨大肩袖撕裂的标准主要有两条：一是内外侧或前后撕裂达到 5 厘米或以上；二是累及两条以上肌腱的断裂，通常是冈上肌和冈下肌的后上型，或者是冈上肌和肩胛下肌的前下型。还有些学者采用肱骨头骨面的暴露面积来评定。正因为在诊断上缺乏一致性，各种研究结果中报道的再撕裂率从 17.6% 到 94% 不等。

由于传统巨大肩袖撕裂的诊断标准基于撕裂范围和涉及肌腱数量，根据调查结果，提出了新型诊断标准：一是在冠状面或水平面上，肌腱回缩至关节盂缘（图 1-36）；二是在矢状面上，肱骨大结节骨面暴露超过 67%；三是通过术前 MRI 或术中诊断。诊断巨大肩袖撕裂的核心特征包括缺损范围大小、撕裂肌腱的数量、慢性撕裂、肌腱回缩程度和肩关节假性麻痹。其中，肩袖撕裂大小、累及肌腱数量和肌腱回缩程度已经达成共识，被认为是巨大肩袖撕裂的核心特征。慢性撕裂、肩关节假性麻痹

小型撕裂　　　　中性撕裂　　　　　大型撕裂

1级，近端在止点　2级，近端回缩到　3级，近端回缩到
的不远处　　　　　肱骨头　　　　　　肩峰下

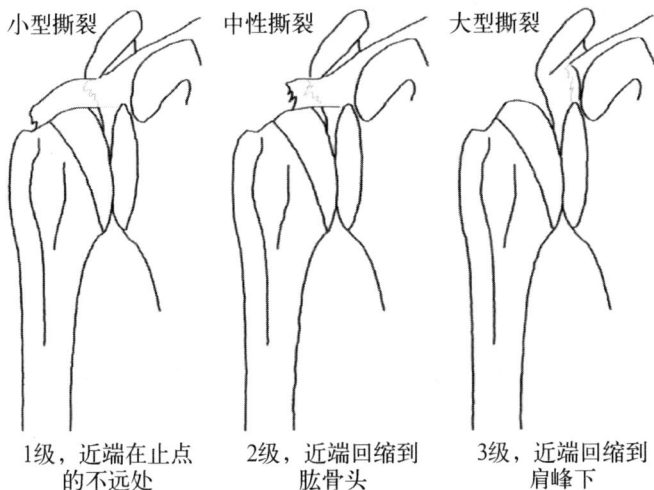

图1-36　肩袖撕裂分级示意

以及单一肌腱全层断裂合并另一肌腱部分撕裂，不被视为巨大肩袖撕裂的必要特征。在影像诊断上，MRI 和术中诊断已经达成共识，但 X 线诊断尚未达成一致。

在评估肩袖撕裂大小时，应使用相对值或比例来测量，以替代过去使用的绝对值。同时，肱骨大结节骨面暴露面积比例也应该被用来取代过去肱骨大结节残余肩袖附着的面积比例。

26. 胳膊抬不起来是怎么回事?

胳膊抬不起来,你有想过为什么吗?这可能是由以下几种常见问题引起的(图 1-37)。

肩周炎是最常见的原因之一。肩周炎,也被称为粘连性肩关节囊炎或冻结肩,会导致肩膀疼痛,最终使胳膊无法抬起来。肩膀周围有很多肌肉,如果其中一块肌肉受伤,就可能影响到胳膊的运动。这个问题通常出现在中老年的人群中,尤其是 50 岁以上的人最容易受到影响。所以如果符合这个年龄段,有可能是肩周炎所致。

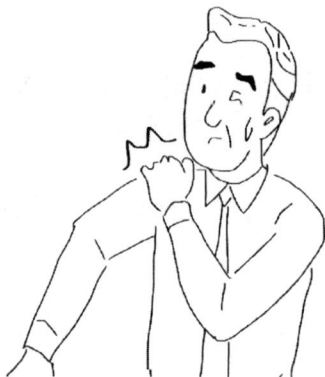

图 1-37　胳膊抬不起来

肌肉拉伤也是常见的原因之一。如果在锻炼或日常生活中过度用力或姿势不正确，很容易引发肌肉拉伤，即肌腱撕裂。轻微的撕裂会导致酸痛和无法抬起肩膀的情况。此时，需要休息，同时配合一些镇痛药物，让肌腱慢慢恢复。但如果是肩袖发生巨大撕裂，就需要进行手术治疗了。在肩关节镜的辅助下，可以修复撕裂的部位。

还有一种原因是颈椎病。颈椎和肩膀相邻，当颈椎病发作时，常伴随着颈椎和肩膀酸痛。严重的颈椎病会压迫神经根，导致疼痛、麻木和肌肉无力等症状，从而影响胳膊的运动能力。

所以，当出现肩膀酸痛、胳膊抬不起来的情况时，需要具体问题具体分析，进行相关的影像学检查和专业的身体检查，以作出正确的诊断并进行对症治疗。此外，适当的伸展和热身、保持良好的姿势、避免过度使用和肌肉强化等预防措施也非常重要。只有这样，才能避免严重损失肩关节的活动能力。

27. 年轻女性追求的"直角肩"是肩关节疾病吗?

直角肩是年轻女性追求的一种时尚潮流,但是它其实是一种肩关节疾病。直角肩的定义很简单,就是从脖子到肩膀再到手臂这三个位置的角度为90°(图1-38)。

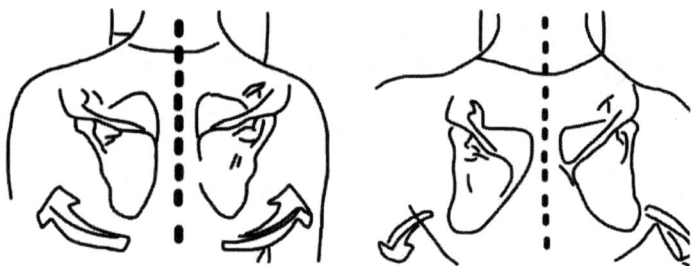

图1-38 直角肩与正常肩对比示意

在正常情况下,我们的肩膀并不是水平的。正常人的肩胛骨内侧缘间距是上窄下宽的,并且锁骨比水平线高约20°。直角肩在医学上被称为肩胛骨下回旋综合征,意味着肩胛骨处于错误的位置,从而导致异常的直角肩体态。

那么,直角肩会带来哪些不良后果呢?

首先，直角肩会降低肩关节的稳定性。肩关节的活动依赖于正常的肩关节结构、肩肱节律和肩袖组织。直角肩破坏了这些结构和组织，会导致肩关节活动受限，甚至可能引发肩峰撞击，导致肩峰下滑囊炎和肩袖损伤。

其次，直角肩会改变生物力学平衡，导致肌肉代偿。刻意保持直角肩不仅会对肩关节产生影响，还会对颈椎活动造成影响，引发颈肩疼痛。因为肩胛骨和颈椎之间存在肌肉连接，肩胛骨下回旋会使颈后软组织长期处于紧张和拉伸状态。长期如此会导致肩胛提肌和斜方肌的肌肉劳损，失去弹性，限制颈椎的旋转。同时，肩胛骨的位置异常会引起周围肌肉的不平衡和劳损，导致微循环不良和无菌性炎症，从而造成颈肩疼痛。

另外，直角肩还会影响呼吸，导致胸闷和气短。当肩胛骨下旋时，胸小肌会紧张和缩短。严重时会使胸小肌后的空间变窄，压迫臂丛神经和血管，从而引发肩部、臂部和手部的疼痛、麻木和无力等症状。

除此之外，最严重的后果就是直角肩可能引

发脱臼。因此，不建议普通人在日常生活中长时间保持直角肩的体态，毕竟健康的体态美才是真正的美。

28. 肩膀疼也可能是内脏出了问题吗?

在日常生活中，肩痛的情况时有发生，有时是因为急性外伤导致的，也可能是肩关节周围的慢性劳损，关节周围韧带、肌腱或者关节软骨退变造成的，其实肩关节的疼痛还有可能是体内器官出现了异常导致的，特别是不明原因地出现单侧肩关节无法缓解的疼痛时，要及时进行详细的检查。常见的其他脏器引起的肩痛主要有以下几种：

（1）左肩关节周围疼痛　大部分情况下左肩关节周围疼痛与粘连性肩关节囊炎、肩周劳损、肩袖损伤等因素有关，但在某些特殊情况下，它还可能是心血管疾病到来的信号。

如果左肩出现疼痛，同时伴有牙痛、下颌痛、左侧胸壁隐痛时，应该高度警惕心脏疾病比如心绞痛、心肌梗死、主动脉夹层等。有时这些疾病发作时，心前区疼痛的症状并不典型，容易延误治疗。之所以会如此，是因为心脏表面有大量的交感和副交感神经，疼痛会随着神经系统传递给大脑，此过程中疼痛又可放射到其他脊髓段区域上，继而出现肩膀疼痛。

一般情况下，由心源性疾病造成的肩痛，往往是在情绪剧烈波动、剧烈运动后突然出现，疼痛可持续 1～20 分钟左右，在适当休息或口含硝酸甘油后，疼痛即可逐渐缓解，与肩周炎不同。

（2）右肩关节疼痛　可能与胆囊炎相关，特别是急性胆囊炎在发作的过程中，会刺激患者右膈神经末梢，而在神经末梢受到刺激，并通过膈神经传递到第四颈神经节时，大脑皮质可能会出现错误判断，由此产生异常右侧肩部疼痛感。

（3）除此之外，肩关节的疼痛还需要警惕肿瘤的发生　内脏器官癌变早期不易察觉。癌症初期局限在病变的器官上。但随着癌症持续发展、不断侵犯和压迫周围组织，患者就可能发生放射痛。肝脏在右上腹腔，当肿瘤开始迅速生长时，肿瘤细胞就会向肝脏周围的横膈膜、膈肌等部位进行浸润扩散。肿瘤细胞持续分裂、癌变组织增大，肿瘤就会压迫周围的组织，特别是会压迫神经丛，疼痛就可随着神经丛放射到肩背部，进而出现右肩异常疼痛。同样，肺部肿瘤发生后，随着肿瘤组织的生长，常会压迫臂丛神经，也会造成癌变一侧的肩部异常疼痛。另外，内脏器官癌变进展到中晚期，都可出现不同程度的骨转移，而肩关节周围的骨骼恰恰就是恶性肿瘤骨转移的常见部位，一旦发生骨转移，就会出现肩部疼痛症状（图 1-39）。

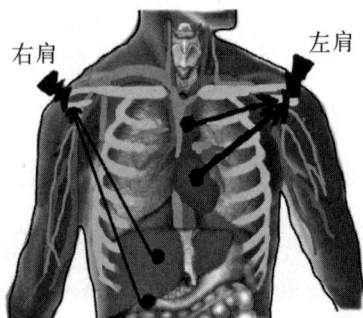

图 1-39　肿瘤位置与肩关节疼痛示意

29. 生活中如何保养肩关节?

肩关节是人体关节中最灵活的关节，可以进行多种运动，如屈曲、伸展、收缩、展开、旋转和环转。肩关节的关节囊非常薄且松弛，使得肩关节的活动范围最大，骨性约束机制最为有限。因此，日常对肩关节的保养非常重要。

（1）避免肩膀受凉　肩膀是喜欢温暖而害怕寒冷的，所以我们要保持肩关节的温暖。避免让冷风直接吹到肩关节，不要贪凉让空调或者风扇直接吹向肩关节。冬天时可以戴围巾或者穿高领毛衣来保护肩关节。在天气变化、阴冷或者严寒的时候，要适当增添衣物，可以在衣物内侧贴暖宝贴或者使用热水袋等方式进行热敷，但要注意防止烫伤皮肤。

（2）避免提重物　避免提太重的东西、搬运过重的物品或者单肩背过重的包等。这些动作容易引发肩部肌腱的炎症，并可能导致撕裂。要避免过度负重，要根据自己的实际能力来进行活动。

（3）适当拉伸　长时间不活动会导致肩关节的柔韧性大幅度降低，并容易出现肩关节的粘连和僵硬。因此，最好养成每天牵伸肩关节的习惯。牵伸锻炼时应动作缓慢，每天做 3～4 次，每次做几个简单的动作。这对保护肩关节和预防肩关节疾病非常有益。

常用的牵伸动作有以下几种：

① 常耸肩（图1-40）：两脚分开与肩同宽，然后两肩用力缓慢地向上提升，达到极限时停留 10～15 秒，再缓慢下落。耸肩可以放松肩部和周围肌肉，缓解不适感，防止肌肉疲劳。

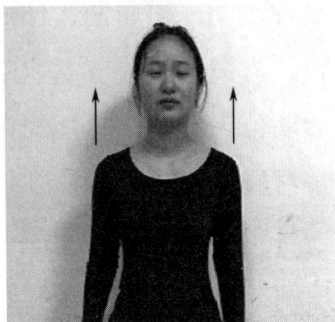

图1-40 耸肩

② 勤前推（图1-41）：双手十指交叉于胸前，用力缓慢地向前推。此动作可以拉伸肩部和上肢其他肌肉组织。

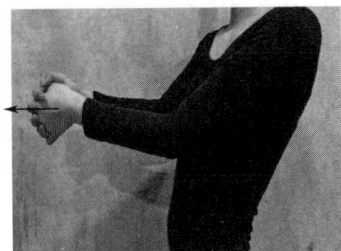

图1-41 前推

③ 不时后伸（图1-42）：双手交叉，向

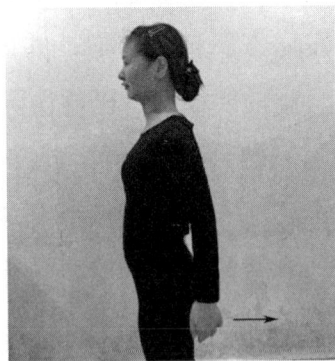

图1-42 后伸

后用力伸展，可以拉伸肩部和上肢其他肌肉组织。

④ 爬墙（图1-43）：双手交替上举呈爬墙状，或者站在墙壁面前进行爬墙练习，手指沿着墙缓慢向上爬动，使双侧上肢尽量高举，达到最大限度时，在墙上做一个记号，然后慢慢返回原处。

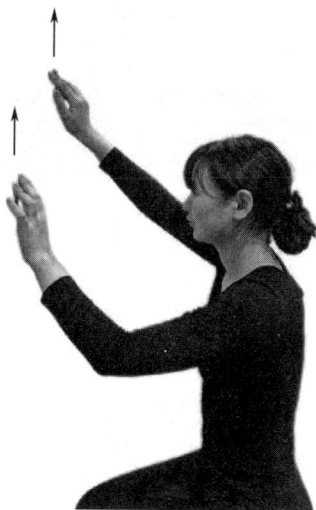

图1-43　爬墙

⑤ 多画圈（图1-44）：可以前后、左右或者弯腰垂臂画圈。以肩关节为中心，通过臂部的甩动来活动肩关节。先顺时针画圈，再逆时针画圈，幅度由小到大，动作缓慢柔和。

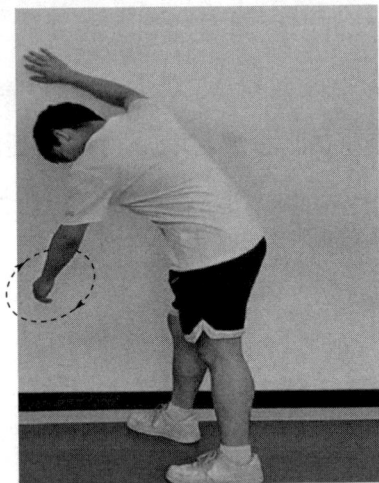

图 1-44　画圈

在进行运动时，要注意掌握正确的动作，因为动作不准确容易导致软组织损伤。运动时要避免动作幅度过大、锻炼过度、用力过猛和负荷过重的情况。

第二部分
诊 断 篇

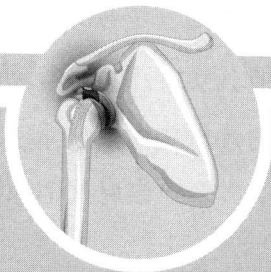

30. 肩痛一定是肩关节疾病吗?

肩痛,是指肩关节及其周围肌肉和筋骨的疼痛感受(图 2-1)。在全部肌肉骨骼疾病中,以肩痛为主诉的占 16%,据统计,每年每 1000 例患者中就有 15 例新发的肩痛患者。根据痛感的具体位置,可以分为肩背痛和肩臂痛。虽然这些肩部疼痛都以肩痛为主要表现,但其实并不一定都是由肩关节疾病引起的,在肩痛的评价中,职业和娱乐兴趣也是很需要考虑的因素。那么导致肩痛的原因有哪些呢?

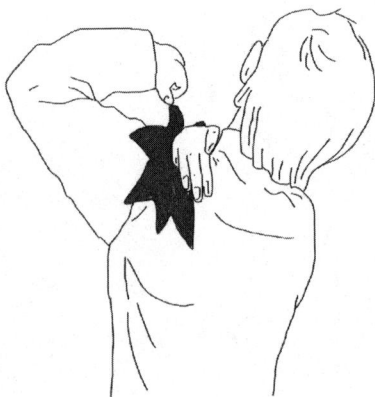

图 2-1 肩痛示意

（1）喜好碰撞性运动或举重者，可能更会容易出现关节不稳定或肩锁关节炎；而需要手臂举过头的运动或工作，则可能导致肩袖损伤。

（2）了解疼痛部位也有助于诊断。肩的前上部疼痛通常与肩锁关节有关，而外侧三角肌疼痛通常与肩袖病变有关。

（3）对于颈痛及放射性疼痛，应该进一步探究病因，因为颈痛可能是一种假性肩痛。如果放射性疼痛的部位超过肘部，到达手部，则与肩痛无关，可能是颈部疾病造成的。但肩痛也不是不可能放射到颈部的，因为有潜在慢性肩部疾病的患者的斜方肌经常出现痉挛。如果双侧斜方肌同时疼痛，更可能与颈部疾病有关。

（4）钝性夜间疼痛通常与肩袖撕裂或严重的盂肱关节炎有关。治疗史和疼痛程度改变的因素也是诊断的重要依据。夜间惊醒的疼痛和外伤史提示肩袖撕裂。

（5）出现手臂过头的活动导致的疼痛弧，则提示有轻微的肩袖损伤性疾病和肌腱病变。

（6）肩部手术史在诊断中也很重要，因为粘连性囊炎和盂肱关节炎可能是手术的早期或晚期并发症。

（7）病史，包括关节疾病史，能够帮助缩小鉴别诊断的范围。自身免疫性疾病和过敏性关节炎可影响肩部，导致盂肱关节的损伤；而糖尿病和甲状腺功能障碍通常与粘连性囊炎有关。

总结起来，肩痛并非只由肩关节疾病引起，多种原因都可能导致。因此，在面对肩痛时，应寻求医生的帮助。由医师综合考虑个体的情况和全面的体检结果来确定合适的治疗方案。

31. 肩痛有很多种，表现也大不同，如何鉴别不同的疼痛?

肩痛有很多种，差别较大，包括疼痛的性质、部位、发作的时间、持续的时间等等。各种疾病引起的疼痛表现也有差异，肩关节疼痛往往存在定位不明确，疼痛性质不清晰的特点，下面向大家介绍一下常见肩痛的种类：

（1）肩关节间断性疼痛　肩痛症状间断发作，

特别是劳累时加重，休息后缓解，疼痛可能波及整个肩背部，并向上臂放射，疼痛范围较大，有时会合并明确的压痛点，症状严重时可以影响到肩背部的活动，大多数的肩关节疾病表现为间断性疼痛，甚至夜间疼痛明显，白天时略有缓解。可能与肩关节周围肌腱炎、肩关节退变、肩袖损伤、肩周炎、肩背部的筋膜炎等有关。

（2）连续性的剧烈肩痛 这种情况往往是由外伤造成的，如果同时伴有肩关节活动受限，应该注意是否存在肩关节脱位，或者肩部骨折。当肩关节出现脱位或者骨折时，肩关节主被动活动均受限，当肩袖损伤时，肩关节主动活动消失，而被动活动往往是存在的。另外，在没有外伤的情况下突然发作的急性疼痛，需要考虑肌腱炎，特别是钙化性肌腱炎，主要临床表现为剧烈疼痛，有明确的压痛点，患肢无力、上举困难等。

（3）肩周区弥散的钝痛及放射痛 如果同时伴有肩关节活动受限，特别是主被动活动均受限，夜间痛明显，有时会影响睡眠，首先考虑粘连性囊炎。如果肩关节疼痛伴有无力，主动活动特别是前屈外展受限，而被动活动存在，工作、劳动后肩关节疼痛加重，可能是肩袖损伤的原因。肩关节疼痛伴有麻木，并向上肢及手放射的感觉，要考虑有无颈椎病、肩胛上神经卡压综合征等。

（4）肩部牵涉痛　该类疼痛症状出现比较缓慢，往往以钝痛或不适感为主要特点，疼痛范围并不完全符合神经走向，有区域及痛感模糊。主要由内脏疾病引起肩部疼痛，或痛觉过敏导致。

32. 肩膀的疼痛点在哪里？

肩关节疼痛发作时，多数疼痛范围较广，其疼痛点定位往往不准确，但是对于几个特殊部位出现压痛时，提示可能存在一定的疾患，下面介绍几个常见的疼痛点（图2-2、图2-3）：

（1）肩锁关节　肩关节的外侧最高点的骨性结构为肩峰，自肩峰向内侧约2cm可触及肩锁关节。该关节由锁骨肩峰端关节面与肩胛骨肩峰关节面构成。关节囊附着于关节面的周缘，在肩胛骨喙突与锁骨下面有喙锁韧带（分为斜方韧带和锥状韧带）加固。

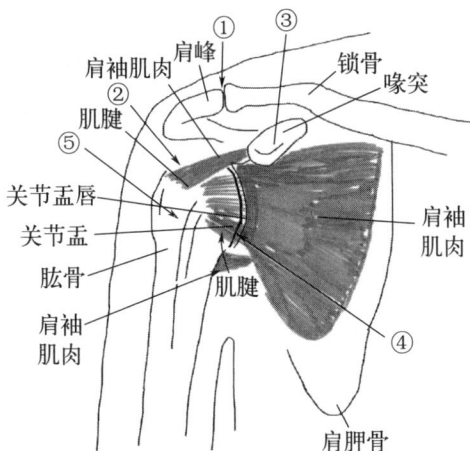

图 2-2　肩关节前方疼痛点示意

①—肩锁关节；②—肱骨大结节；③—喙突；

④—前方肩胛盂；⑤—肱二头肌长头肌腱沟

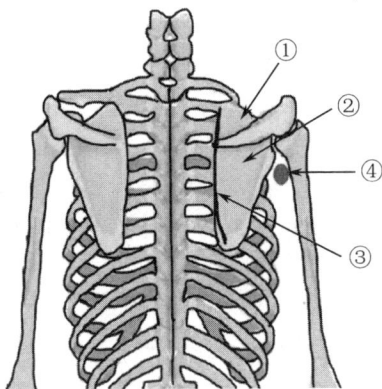

图 2-3　肩关节后方疼痛点示意

①—冈上窝；②—冈下窝；③—肩胛骨内侧缘；④—四边孔

（2）肱骨大结节　为肩关节的最高点的前下方两横指处，肱骨大结节是肩袖中冈上肌的止点。肩关节外旋位确认肩峰后，从外侧按压肩峰下方的最突出部。将指腹置于肩峰下方，肩关节从内旋位做外旋动作，可以再次确认大结节。

（3）喙突　位于肩锁关节的下方两横指，略偏内侧，是肩胛骨向前方的突起，为联合肌腱的附着点，包括肱二头肌短头腱、肱肌等。

（4）前方肩胛盂　位于喙突的外下方一横指处。肩关节的关节盂周缘有盂唇附着，盂唇是加深关节盂作用的软骨盘，盂唇有助于稳定肩关节，袖状的外形使关节盂凹状更加明显。肱骨头和关节盂匹配得既牢固又有柔韧性，使正常的肩关节具有很大的活动度。

（5）肱二头肌长头肌腱沟　也称为结节间沟，是肱骨大结节与小结节间的凹陷位置。位于喙突和肱骨大结节连线的中点偏外侧，其中有肱二头肌长头肌腱和滑膜。

（6）肩关节外侧三角肌区域　该部位一般没

有一个明确的压痛点，整个三角肌区域呈弥漫性疼痛。主要是肩关节疾病炎症引起的三角肌下滑囊炎，比如肩袖损伤、粘连性囊炎等疾病，需要结合影像学检查进一步鉴别。

（7）冈上窝　是由肩胛冈和肩胛骨上缘形成的凹陷，在此凹陷处向深部按压有冈上肌腹；出现冈上肌腱的损伤时，该部位会出现疼痛。

（8）冈下窝　是被肩胛骨内侧缘、外侧缘以及肩胛冈包围形成的三角形骨性凹陷。位于冈上窝的下方，该部位为冈下肌、小圆肌和大圆肌腹附着部位。

（9）肩胛骨内侧缘　一般较容易触及，是从肩胛骨下角到上角的内侧骨缘部，可以触及肩胛骨下角后，再沿内侧骨性结构在其上方按压至肩胛骨上角。肩胛骨内侧缘有前锯肌、肩胛提肌、菱形肌附着。出现疼痛时可能与筋膜炎有关。

（10）四边孔　在肩关节后下侧，上界为肩胛下肌、小圆肌，下界为大圆肌、背阔肌，内侧界为肱三头肌，外侧界为肱骨外颈。里面有腋神经以及旋肱后动脉通过，当四边孔周围的肌肉出现痉挛以及瘢痕、粘连时，就会导致腋神经以及旋肱后动脉进行挤压，而出现酸痛麻木的症状。

33. 不良姿势会导致肩关节疼痛吗？

不良姿势会导致肩关节疼痛吗？长时间保持不正确的姿势也会导致肩膀部位的碰撞和摩擦增加。当这种碰撞和摩擦超过了一定的限度时，就容易引发损伤和炎症反应。一旦发生了炎症反应，如果没有及时得到处理，就会形成粘连，进而出现肩关节疼痛。

在日常生活中都有哪些不良姿势容易引发肩关节疼痛呢？

第一种不良姿势是猫腰弓背并耸肩的动作。我们长期伏案玩手机或者看电脑时，会给颈部和背部肌肉带来过重的负担。长时间保持这种姿势后，肌肉张力会增加，从而引发劳损和炎症。这种劳损会产生炎性反应，导致肩周炎的发生（图 2-4）。

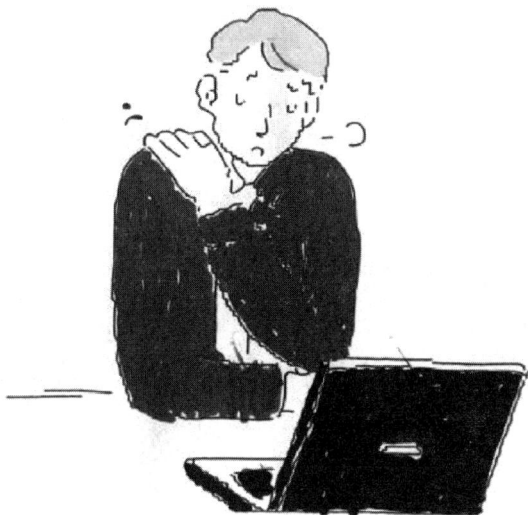

图 2-4　长时间伏案看电脑

　　第二种不良姿势是肩颈部不活动。由于某些职业或工作需要经常使用腕关节和手指，而肩部和颈部几乎不运动。如果长期不运动，就会引起肌肉出现失用性萎缩。这种萎缩并非指肌肉纤维变少，而是肌纤维变细，导致肌肉变得僵硬，同样容易引发肩周炎。

还有一种是长时间保持某个姿势。比如，我们习惯性地长时间处于睡眠姿势，比如长时间朝右侧压着患侧。久而久之，也会导致肩周炎的发生。因此，建议在夜间睡眠时不要保持同一种姿势过久，可以有意识地改变睡眠姿势。

在日常生活中我们应该如何预防肩关节疼痛呢？

（1）要避免做容易损伤肩关节的动作。肩关节是人体最灵活的大关节，稳定性较差，更容易受到损伤。因此，应该避免非生理性的过度活动。比如，在打乒乓球或者羽毛球、网球时，如果挥拍动作不正确，会过度使用上肢的力量，导致肩关节活动过度。

（2）要避免长时间保持疲劳的姿态。比如，白领人群长时间伏案工作，会导致颈肩部肌肉力量平衡发生改变，容易引发肩膀问题。

（3）要注意肩膀保暖。肩膀容易受凉，如果不注意保暖，就会导致肩部血液供应不足，组织修复能力降低，从而促使肩周炎的发作。

通过正确的姿势和日常生活中的预防措施，我们可以减少肩关节疼痛的发生，保持肩关节健康。

34. 肩关节总是咔咔响是怎么回事?

肩关节活动时，常常会听到咔咔响。这其实是由于肩关节内存在少量的滑液，当肱骨头活动时，会挤压关节内的滑液，产生气泡水音，就像打开汽水罐时听到的声音一样。另一种可能是肩关节活动时，肱骨头与肩峰下的骨和韧带发生撞击，产生弹响。这种响声没有其他不适感，是正常的生理现象。

生理性弹响有以下几个明显的特点：首先，它只在关节受到突然的牵拉或伸屈时发生。其次，在弹响之前，关节必须有一定的静止期。响声清脆、单一，不会一直重复。弹响不伴随疼痛或不适感，弹响后会感到轻松。

然而，当肩关节的弹响引起局部疼痛症状时，需要通过肩关节X线、磁共振等影像检查的方法来判断是否为病理性弹响。

病理性弹响是由关节的损伤、疾病或结构变异所致。这些情况会导致滑膜粗糙，关节囊、韧带松弛，肌腱增生或腱鞘狭窄，关节盘破裂，关节软骨脱落等，从而在运动中产生组织摩擦和响声。根据不同的病因和病理，病理性弹响又可以分为撞击型弹响、肌肉肌腱型弹响和骨源型弹响。

（1）撞击型弹响主要是指肩峰下撞击产生的异常弹响。当肩峰下间隙变小时，其下的组织会和肩峰、喙肩韧带发生撞击，导致无菌性炎症、疼痛甚至撕裂和嵌顿，最终导致功能障碍和残疾。

（2）肌肉肌腱型弹响（图 2-5）主要指的是肩关节的肱二头肌长头肌腱的弹响。如果结节间沟天生较浅，或者肱二头肌长头肌腱紧张，肌腱在运动

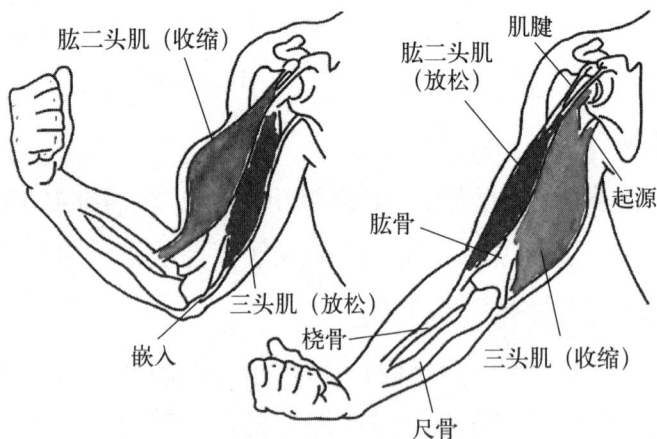

图 2-5　肌肉肌腱型弹响

中容易脱出或进入弹结节间沟，产生弹响。

（3）骨源型弹响（图 2-6）与肩峰骨的形状有关。正常的肩峰骨呈弧形，但病理性弹响的肩峰骨可能是平坦型或钩型。平坦型肩峰骨容易导致肩关节不稳或习惯性脱位等问题；而钩型肩峰骨则因骨骼畸形而导致肩峰撞击，需要通过手术解决。

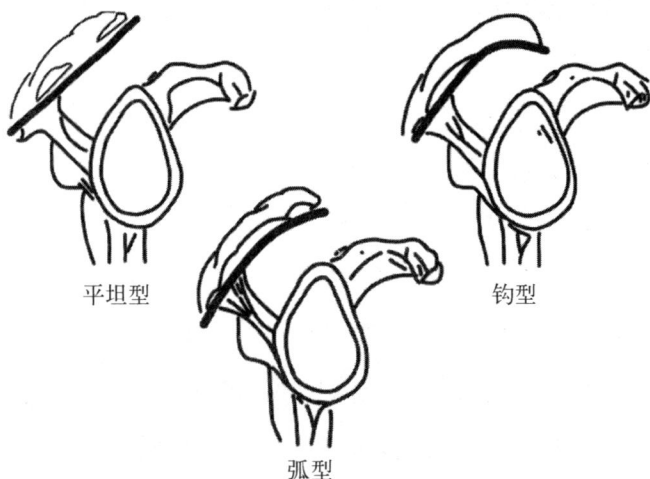

图 2-6 骨源性弹响示意

肩关节弹响的主要原因是胸背肌肉不平衡。治疗上，训练胸背肌肉是关键。此外，口服一些营养软骨、改善循环和肌肉松弛的药物等也可以起到一定效果。还可以通过关节松动手法、针灸功能训练等方式来调整肩关节的结构位置关系，促进损伤结构的修复。辅助理疗方法如冲击波、中频磁疗、超声波等，还可以更好地吸收关节腔内的积液，减轻炎症和弹响等相关症状。

35. 肩袖损伤有哪些症状?

肩袖损伤是一种常见的肩部损伤，其症状主要包括疼痛、肩关节活动受限和肌肉萎缩。

疼痛是肩袖损伤最常见的症状之一。这种疼痛通常发生在上臂和肩膀的侧面及前面。日常活动如梳头、把衬衫下摆塞进裤子或手臂举过头顶时，可能会感到不适，甚至无法完成这些动作。尤其是在做上举动作时，常会加剧疼痛。为了避免疼痛，患者会避免使用患侧手臂，但这会导致肩部的无力和僵硬感进一步加重。夜间也可能出现疼痛，患侧疼痛会影响入眠，甚至在睡眠中突然惊醒。

压痛是肩袖损伤的另一个典型症状。疼痛和压痛主要发生在肩前方和外侧，位于三角肌前方以及肱骨大结节近侧或肩峰下的间隙部位。在急性期间，疼痛非常剧烈，而在慢性期间，疼痛呈现出自发性钝痛。肩部活动或负荷增加会使症状加重，被动外旋肩关节也会引起疼痛症状。

肩关节活动受限和功能障碍是肩袖损伤的另一特征。对于肩袖大型断裂的患者，主动肩上举和外展功能都会受到严重的限制，而被动活动范围没有明显限制。肩关节向各个方向的活动均受限，尤其是外展、屈曲、内外旋更为明显。许多人会无意间发现梳头、穿衣、洗脸、叉腰等动作很难完成，严重时甚至会影响到肘关节功能。

最后是肌肉萎缩。在病程超过三周的患者中，肩周肌肉会出现不同程度的萎缩，主要是三角肌、冈上肌和冈下肌等部位。随着病情的发展，关节会出现继发性的挛缩。如果病程超过三个月，肩部关节的活动范围会受到不同程度的限制，尤其是外展、外旋和上举的范围受限最为严重。

需要注意的是，肩袖损伤的症状可能因损伤程度的不同而有所差异。严重的损伤可能导致显著的疼痛和功能障碍，而轻微的损伤可能症状较轻或无明显症状。如果怀疑肩袖损伤，建议及时就医进行相关检查和治疗。

36. 肩袖损伤分为哪几类?

肩袖损伤是指组成肩袖各肌肉的肌腱及周围组织结构因损伤或无菌性炎症而出现肩部疼痛、压痛，病史较长可以出现肩关节功能的受限以及肩部肌肉萎缩和肌腱撕裂的一种疾病。在中老年和肩关节创伤中比较常见，其发病率占肩关节疾患的 17%～41%，在 60 岁以上人群中的发病率为 30%～50%。

肩袖损伤的分型有很多，下面详细介绍六种：

（1）根据损伤程度分型

① 肩袖部分损伤：组成肩袖的肌腱出现损伤但是为部分撕裂，未出现完全断裂的情况。

② 肩袖完全损伤：组成肩袖的肌腱出现横行断裂、纵行破裂以及肩袖的广泛撕脱，以上情况都属于肩袖完全损伤。

（2）根据累计肌腱数目分型

① 1 型（小型撕裂）：累计 1 条肩袖肌腱断裂。

② 2 型（巨大撕裂）：累计 2 条及以上肩袖肌腱撕裂。

③ 3 型（不可修复性撕裂）：涉及 2 条或 2 条以上肩袖肌腱撕裂，MRI 显示肩袖肌肉内脂肪浸润，肩袖在无张力下修复至原解剖止点处。

该分型基于术前 MRI 检查和术中探查，对肩袖修复术的难度评估具有指导意义。

（3）部分肩袖损伤按累及深度分型（图 2-7） 根据关节镜下肩袖滑囊侧撕裂的深度分级（冠状面）。

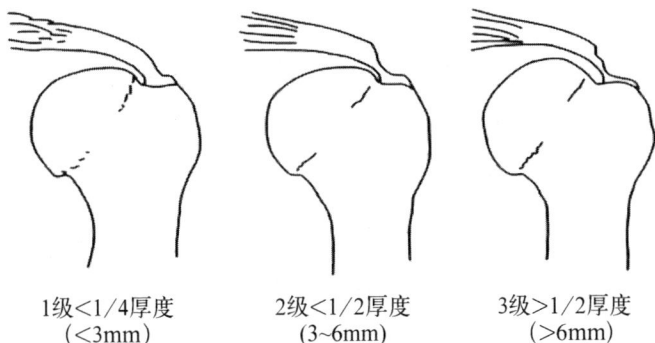

1级<1/4厚度 　　2级<1/2厚度 　　3级>1/2厚度
（<3mm）　　（3~6mm）　　（>6mm）

图 2-7 肩袖滑囊侧撕裂的深度分级示意

① 1 级：＜3mm（＜1/4 厚度）。

② 2 级：3～6mm（＜1/2 厚度）。

③ 3 级：＞6mm（＞1/2 厚度）。

（4）全层肩袖损伤按累及深度分级　Bateman 关于肩袖全层撕裂的分级。

① 1 级：残端清理后撕裂，直径小于 1cm。

② 2 级：残端清理后撕裂，直径在 1～3cm。

③ 3 级：撕裂直径在 3～5cm。

④ 4 级：广泛的肩袖撕裂，剩下很少或几乎没有肌腱残留。

该分型系统只能借助术中观察后进行分型评价，也没有对损伤肌腱数目进行量化，临床上不常用。

（5）全层肩袖损伤按肌腱损伤情况分级（图2-8）

① 新月形撕裂。

② U 形撕裂。

③ L 形撕裂和反 L 形撕裂。

④ 巨大回缩性不可移动性撕裂。

该分型在临床上较为常用，可为手术方式的选择提供参考。

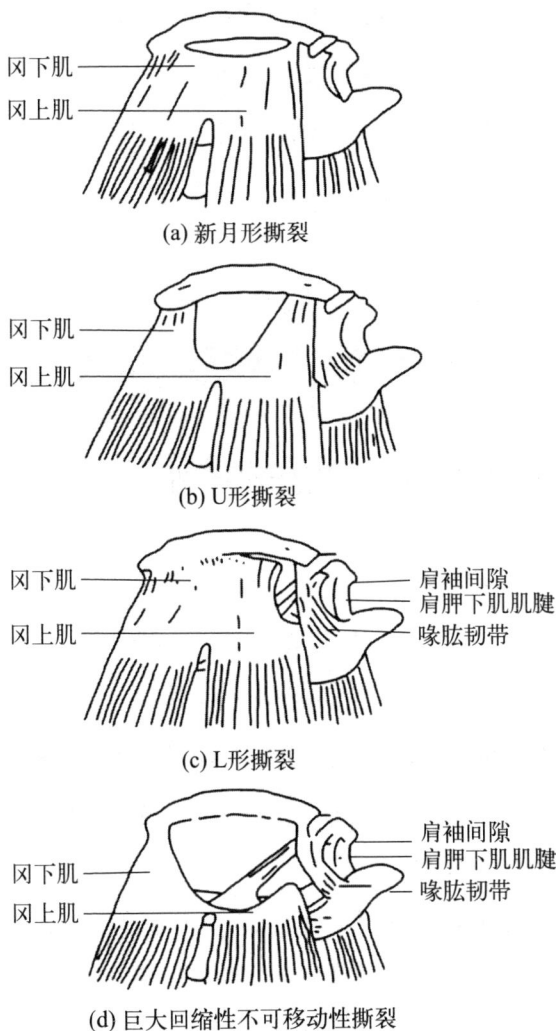

(a) 新月形撕裂

(b) U形撕裂

(c) L形撕裂

(d) 巨大回缩性不可移动性撕裂

图2-8 肩袖全层撕裂的形态分级示意

（6）按脂肪浸润程度分级

① 0 级：没有脂肪浸润。

② 1 级：CT 或 MRI 上可见肌肉内少量脂肪条带。

③ 2 级：脂肪量少于肌肉量。

④ 3 级：脂肪量与肌肉量一样多。

⑤ 4 级：脂肪量多于肌肉量。

37. 肩周炎与肩袖损伤如何区别?

当提到肩部疾病时，最常听到的是肩周炎和肩袖损伤。虽然许多人会将肩部疼痛归因于肩周炎，但实际上，肩袖损伤的患病率比肩周炎更高。这两种疾病的症状相似，有时肩袖损伤会被误诊为肩周炎，从而错过最佳治疗时机。接下来探讨肩周炎和肩袖损伤之间的区别。

肩周炎，也被称为肩关节周围炎、冻结肩或五十肩，是指五十岁左右的人容易患上的疾病。由于关节活动受限，肩膀会像冻结一样无法自由运动。肩周炎的症状是关节内外部的粘连，活动时会感到疼痛。当出现肩周炎时，不论是患者自己活动还是他人帮助活动肩关节，都会出现疼痛和活动受限的情况。肩周炎后期可能会出现肌肉萎缩，各个肩关节的活动范围也会受限。

肩袖损伤通常是由外伤引起的，但也可能是因为退行性变或肩峰撞击等原因。患者在主动活动肩关节时会感到疼痛和活动受限。但在他人的被动活动下，疼痛感会减轻，且活动度不受限制。

这两种疾病的区别在于（表 2-1）：

表 2-1　肩周炎与肩袖损伤的区别

肩周炎	肩袖损伤
肩周炎是粘连性囊炎	肩袖损伤是肌腱断裂
发病机制未明，可能与反复微小损伤、激素水平变化、自身免疫等有关	由冈上肌、冈下肌、小圆肌和肩胛下肌的肌腱构成包绕肩关节囊的"肩袖"
肩关节囊增生、粘连和纤维化	急性损伤或慢性劳损导致撕裂
关节僵硬、活动受限，伴疼痛	肩关节疼痛，受力时更明显

（1）肩周炎主要表现为肩周疼痛和活动受限，而肩袖损伤则是患者主动活动受限，但被动活动不受限制。

（2）肩袖损伤通常伴有外伤史或肩关节反复活动的病史，而肩周炎很少有外伤。

（3）肩周炎在遇到凉寒天气时疼痛加重，而肩袖损伤则不受天气的影响。

（4）肩周炎主要表现为肩关节周围的水肿和粘连，而肩袖损伤则是肩袖周围的撕裂或水肿。

（5）在夜间，肩袖损伤的疼痛更加剧烈，而肩周炎的疼痛则没有时间差异。

最好的鉴别方法是通过影像学检查来确定是肩周炎还是肩袖损伤。无论是肩周炎还是肩袖损伤，它们带来的疼痛和影响都是不可忽视的。为了避免症状加重，造成更严重的情况，应该重视生活中的每一次微小损伤。

38. 肩袖损伤应该做哪些检查？会不会过度检查？

肩袖损伤是一种常见的肩关节疼痛的原因，那么该如何检查呢？不用担心，下面为大家解释一下。

首先是病史检查。医生会询问患者是否有过

外伤史，比如摔倒、车祸、坠落等。医生还会询问患者疼痛的性质，是刀割一样的疼痛还是针刺一样的疼痛，疼痛持续多久，是白天还是夜晚疼痛更剧烈，是否与活动有关，还会询问患者的职业以及左右手的使用情况。

其次是体格检查。医生会检查肩关节的外形，有无肿胀、畸形等。医生还会触摸患者的肩膀，看是否存在压痛的地方，比如大结节、小结节、肩峰周围或三角肌周围。此外，医生还会测试患者的肩关节活动范围，包括外旋、内旋、外展和后伸的力量。还有一些特殊的检查，比如 Jobe 试验，用来检查冈上肌是否受损（图 2-9）。

最后是影像学检查，包括磁共振、X 线片等检查。X 线片检查对于肩袖损伤来说非常重要。医生会拍摄肩关节的正位和冈上肌出口位，通过这些照片可以看到肩峰有无囊变，关节间隙是否狭

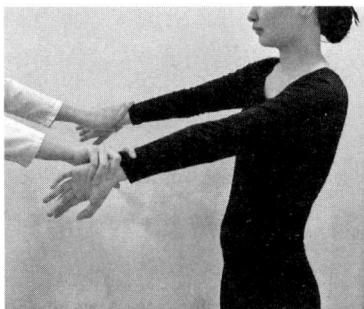

图 2-9 体格检查

窄或者硬化，这些都能提示肩袖是否受损。磁共振检查这项检查也非常重要，可以从不同角度了解肩袖是否断裂，是否存在轻微损伤。这些信息为手术治疗或保守治疗提供了很好的依据。

需要注意的是，肩袖损伤需要与其他疾病如肩周炎、肩峰下滑囊炎等进行鉴别。因此，在对肩痛患者进行检查时，病史和体格检查是非常重要的辅助手段。如果病情较为严重，医生可能会进行 X 线片检查甚至磁共振检查。但是不用担心，诊断方法会根据患者的具体病情进行调整，不会存在过度检查的问题。

39. 肩袖损伤能够保守治疗吗?

肩袖损伤是可以保守治疗。肩袖损伤的保守治疗只是针对非常轻度的肩袖损伤，一般是非全层的肩袖损伤。肩袖由一组肌腱组成，肌腱有一定的厚度，非全层的肌腱损伤可以考虑保守治疗。但是肩袖损伤保守治疗是否能痊愈，需要根据严重程度决定。保守治疗分为三点，分别是休息、功能锻炼、禁止做有肌腱牵拉的动作和引起肩关节疼痛的动作，但保守治疗时间不建议超过半年。

（1）休息　患者可以通过肩关节休息以及限制过度活动，来避免对肩袖组织产生不良刺激。可以用三角巾悬吊固定或支具固定（图 2-10），同时加强肩部肌肉的锻炼，肩关节周围的软组织损伤，需要严格地注意休息、保护，活动太多太剧烈会加重病情，不要进行重体力劳动，在工作中也要注意纠正不良的坐姿，避免一种姿势时间过久，良好的坐姿习惯能够对肩关节起到保护作用，还可以进行肩部间断性冷敷，每次 20～30 分钟，可以缓解肩部疼痛，减轻局部肿胀。但是，平时生活中，要特别注意肩部保暖：肩周炎患者一定要加强肩部保暖，

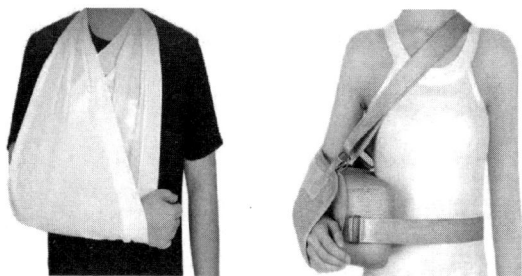

图 2-10　三角巾悬吊和支具固定

天气寒冷时要多穿衣服，避免肩部反复受到冷风刺激，也不要长时间处于寒冷的环境当中。

（2）功能锻炼　主动的功能锻炼可以帮助损伤的肩袖肌腱力量恢复。如果明确了损伤的是哪个肌腱，就可以加强其他的肌腱力量来代偿损伤肌腱的功能。这些锻炼无须外部帮助，需要使用自己的肌肉力量独自完成。这有助于改善肩膀周围的整体肌肉功能和力量，有助于康复。

（3）禁止做引起肌腱牵拉的动作和引起肩关节疼痛的动作　主要有患者主动外展肩关节和提重物，后伸肩关节等。

另外可以进行局部物理治疗，比如超短波治疗、微波治疗以及中药离子透入治疗等，可以加速肩部血液循环来促进肩袖组织修复，从而缓解疼痛症状。

如果患者只是单纯撕裂伤或轻微损伤，可以通过保守治疗来处理，但保守治疗一般不要超过半年，半年以上无效的建议再进一步就诊，可能需要手术治疗。在选择治疗方式时，应综合考虑个体情况，并在专业医生的指导和监测下进行决策。经过一段时间保守治疗后，有可能完全恢复正常。如果患者是比较严重损伤或肌腱和肌肉撕裂，通常需要做手术治疗，而且术后需要经过较长时间来康复，有些患者可能完全恢复正常，但也有一部分患者会留下后遗症。轻度肩袖损伤患者首先可在局部使用膏药等外用药物进行治疗，也可适当口服非甾体抗炎镇痛药来减轻疼痛症状。

40. 肩关节不稳会出现哪些症状？

肩关节由肱骨头和肩胛盂组成，但肱骨头只有 1/4 与关节盂构成关节，在关节盂提供稳定性方面不如髋关节盂。关节盂唇的存在使关节盂加深了 50%。肩关节囊本身松弛而薄弱，提供很小的抵抗力和稳定性。关节囊的前方通过增厚部分或韧带加强，这些结构与关节盂周围的盂唇紧密结合在一起。肩关节稳定还依靠关节周围的韧带和肌肉的作用。若失去了保持肩肘关节平衡的稳定机制，肱骨头无法保持在关节盂的中心位置，导致过度的移动，就会导致肩关节不稳定。

肩关节不稳定的主要症状包括肩部钝痛、关节失稳、弹响感、疲劳、麻木感、畸形和关节功能障碍等。

典型症状如下：

① 肩部钝痛：疼痛程度一般但持续时间较长。

② 关节失稳：关节稳定度明显下降，活动程度过大，关节囊较为松弛。

③ 疲劳、乏力感：也是本病的症状表现之一，可导致患者精神状态较差。

④ 麻木感：主要集中于肩关节周围，影响关节正常活动。

⑤ 关节畸形：主要是典型的肩关节畸形，行 X 线检查可见明显的关节畸形，严重影响关节正常活动和患者的正常生活。

⑥ 其他症状：习惯性脱位也是肩关节不稳定可能出现的症状，部分患者可通过自行活动肌肉使得肩关节脱位，然后可自行回纳，一般出现此症状的患者病程较长，且康复的可能性较小。

此外，还可能出现肩关节半脱位或脱位、弹响肩等并发症，对正常生活造成不良影响，如下：

① 肩关节半脱位或脱位：是本病常见的并发

症，由于关节不稳定，导致患者出现肩关节周围的肌肉和神经功能异常，进而出现经常性的肩关节脱位表现。

② 弹响肩：由于关节囊和韧带受损伤较为严重，患者可出现正常活动下肩关节出现弹响，且弹响表现较为持久，称为弹响肩。出现肩部钝痛、关节失稳、弹响感、疲劳、麻木感、畸形、关节功能障碍等肩关节不稳症状时，必须及时到骨科就医。同时注意与盂肱关节松弛所致的半脱位、肩周炎进行鉴别。

41. 肩关节疾病有哪些常用的评估表？

关节外科专家在对肩关节患者进行评估的时候经常使用两种评估量表，即 Constant 肩关节评分量表（又称 Constant-Murley 肩关节评分量表，是欧洲肩肘外科学统一使用的量表）和 UCLA 评分量表（又称美国加利福尼亚大学洛杉矶分校肩关节评分系统）。这两种评估表需在医生和患者配合下共同完成。

Constant 肩关节评分量表是对左侧肩关节和右侧肩关节分别单独作出评分。具体评估表格见表 2-2。

表2-2 Constant肩关节评分量表

评分项目	分值/分	评分项目	分值/分
A 疼痛（15分）		无痛活动到达位置（10分）	
无	15	腰际	2
轻度	10	剑突	4
中度	5	颈	6
重度	0	头颈	8
B 日常生活活动（20分）		头上	10
活动水平（10分）		C 主动活动范围（40分）	
工作限制		前举（10分）	
无受限	4	0°～30°	0
中度受限	2	31°～60°	2
重度受限	0	61°～90°	4
娱乐限制		91°～120°	6
无受限	4	121°～150°	8
中度受限	2	151°～180°	10
重度受限	0	外展（10分）	
睡眠影响		0°～30°	0
无影响	2	31°～60°	2
偶尔影响	1	61°～90°	4
经常影响	0	91°～120°	6

续表

评分项目	分值/分	评分项目	分值/分	
外展（10分）		D 肌力评分（外展肌力，用磅实际数值）	25	
121°～150°	8			
151°～180°	10			
外旋（10分）		低于 70 分时，应该立即就医！		
手放于头后，肘可向前	2			
手放于头后，肘可向后	4			
手放于头顶时，肘可向前	6			
手放于头顶时，肘可向后	8			
手可完全举过头顶	10			
内旋（10分）				
手背可达到大腿	0			
手背可达到臀部	2			
手背可达到腰骶关节	4			
手背可到腰（第三腰椎）	6			
手背可到第十二胸椎	8	总分（100）		
手背可到肩胛间区	10			

Constant 肩关节评分主要包括与肩关节相关的 8 个方面的问题。包括：① 疼痛（最高 15 分）；② 对日常生活的影响程度（最高 10 分）；③ 手能

上抬能够达到的高度（最高 10 分）；④ 上肢外展的肌力（最高 25 分）；⑤ 上肢能够前举的度数（最高 10 分）；⑥ 上肢外展的度数（最高 10 分）；⑦ 上肢外旋的程度（最高 10 分）；⑧ 上肢内旋所能达到的程度（最高 10 分）。合计 100 分。其中疼痛程度评分和对日常生活影响的评分属于主观部分评分。合计 35 分。肩关节活动范围的评分和力量的评分属于客观部分评分，合计 65 分。如果用 Constant 肩关节评分评定后能得到 100 分，则意味着肩关节没有任何不适，完全正常。

经过前面 8 个部分的评分，相加得到 Constant 肩关节评分（Constant Shoulder Score）总分。Constant 肩关节评分分数越高表明肩关节功能越好，Constant 肩关节评分分数越低表明肩关节功能越差。

由于肩关节疼痛是肩峰撞击征的主要主诉，而功能和僵硬是次要主诉。美国加利福尼亚大学洛杉矶分校（UCLA）肩关节评分系统采用了量化的方法来定量评估疼痛、功能和僵硬这 3 个参数，具体评估表格见表 2-3。

表2-3 美国加利福尼亚大学洛杉矶分校（UCLA）肩关节评分系统

姓名： 性别： 年龄： 科室： 床号： 住院号：				
诊断：				
功能 / 治疗反应	评分 / 分	得分 / 分		
		第一次	第二次	第三次
疼痛				
持续性并且难以忍受的疼痛，经常服用强镇痛药物	1			
持续性疼痛，但可以忍受，偶尔服用强镇痛药物	2			
休息时不痛或轻微痛，轻微活动时出现疼痛，经常服用水杨酸制剂	4			
仅在重体力劳动或激烈运动时出现疼痛，偶尔服用水杨酸制剂	6			
偶尔出现并且疼痛很轻微	8			
无疼痛	10			
功能				
不能使用上肢	1			
仅能轻微活动上肢	2			
能做轻家务劳动或大部分日常生活	4			
能做大部分家务劳动、购物、开车；能梳头，自己更衣，包括系胸罩	6			
仅轻微活动受限；能进行举肩工作	8			
活动正常	10			

续表

功能 / 治疗反应	评分 / 分	得分 / 分		
		第一次	第二次	第三次
向前侧屈曲活动				
150° 以上	5			
120°～150°	4			
90°～120°	3			
45°～90°	2			
30°～45°	1			
＜30°	0			
前屈曲力量（手测量）				
5 级（正常）	5			
4 级（良）	4			
3 级（可）	3			
2 级（差）	2			
1 级（肌肉收缩）	1			
0 级（无肌肉收缩）	0			
患者满意度				
满意且感觉状况较以前好转	5			
不满意且感觉状况比以前差	0			

在这个评价系统中，疼痛和功能分别独立评分。二者都是0～10分。1分代表最差的分数。10分代表最好的分数。10分也代表着肩关节没有症状，是正常的肩关节。肩关节活动范围、肌肉力量和患者满意度这3个方面也纳入了这个评分系统，最大分值为5分。所以改良版美国加利福尼亚大学洛杉矶分校（UCLA）肩关节评分系统总分是35（10+10+5+5+5）分。评分结果被分为优秀（34～35分）、良好（28～33分）、一般（21～27分）及差（≤20分）四个等级。优秀及良好（大于28分）被认为是满意；一般及差的分数被认为是不满意。

42. 肩关节疾病需要进行哪些影像学检查？

肩关节疾病通常需要用影像学检查来帮助诊断。首先，可以进行X线检查。通过X线，可以观察肩关节骨赘增生的情况，这可以帮助医生判断是否有骨刺的形成。同时，通过测量肩峰和肱骨头之间的间距，可以判断是否存在巨大肩袖撕裂。此外，X线还可以识别钙化性肌腱炎，同时排除其他疾病，如骨折、脱位和骨关节炎（图 2-11）。

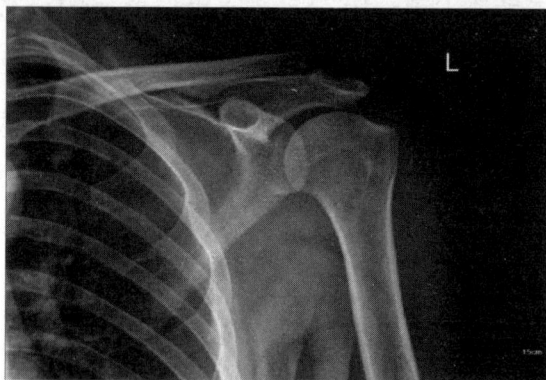

图 2-11　肩关节 X 线检查

另外，磁共振成像（MRI）也是非常重要的肩关节疾病检查手段。通过 MRI，可以检查肩袖损伤、盂唇损伤、肱二头肌长头腱损伤、关节囊增厚以及肩峰下滑囊炎等病变。MRI 可以提供更为详细的结构信息，帮助医生准确诊断肩关节问题（图 2-12）。

对于不适宜进行 MRI 检查的患者，超声检查是一个不错的选择。超声可以用来观察肩关节的病变，特别是对于肩袖组织的损伤和撕裂大小的判断。通过超声，医生可以清楚地观察到肩袖的情

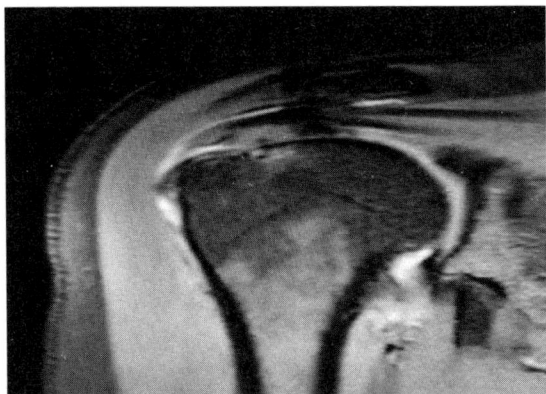

图 2-12　肩关节磁共振成像

况，以帮助确定疾病的程度。

总之，肩关节疾病的影像学检查有多种选择，包括 X 线、MRI、超声和 CT。这些检查可以帮助医生准确了解肩关节的情况，从而为治疗提供更好的指导。无论是哪种检查，医生会根据患者的具体情况和需要，选择最适合的方式。这些检查手段的应用，对于肩关节疾病的诊断和治疗起到了重要的作用。

43. 肩关节疾病有哪些特殊体格检查？

肩关节疾病是指一类影响肩关节正常运作与功

能的疾患，涵盖了诸如肩关节炎、肩周炎、肩袖损伤等多种病症。在针对肩关节疾病的诊断过程中，医生会采取一系列专业且细致的特殊体格检查。这些检查旨在全面而深入地探究患者的症状表现与病史详情，从而为医生提供准确诊断与制定有效治疗方案的重要依据。下面将介绍肩关节疾病的特殊体格检查。

（1）Dugas 征（搭肩试验） 正常人将手搭在对侧肩上，肘部能贴近胸壁。肩关节前脱位时肘部内收受限，伤侧手搭在对侧肩上（图 2-13），肘部则不能贴近胸壁，或者肘部贴近胸部时，则手搭不到对侧肩，此为 Dugas 征阳性。

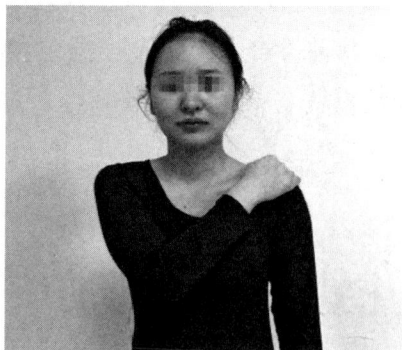

图 2-13　伤侧手搭在对侧肩上

（2）疼痛弧　冈上肌腱有病损时，在肩外展60°～120°时有疼痛，因为在此范围内肌腱与肩峰下面摩擦、撞击，此范围以外则无疼痛。常用于肩周炎的检查判定（图2-14）。

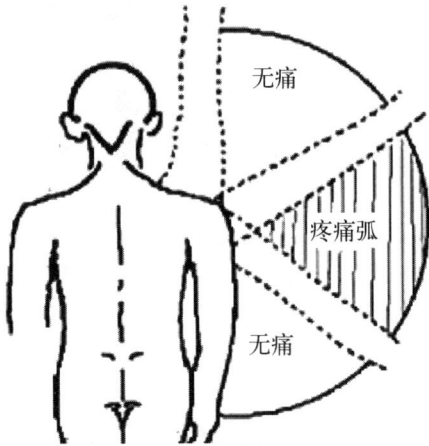

图2-14　疼痛弧检查判定

（3）肩峰撞击综合征　包括两个部分（Neer试验和Hawkin试验）：一为患者在肩胛骨平面保持手臂内旋，做肩关节被动上举动作的过程中诱发疼痛；二为将手臂外旋，然后做被动上举动作，则不能诱发疼痛或者疼痛减轻。同时符合上述两部分表现即为Neer试验阳性（图2-15）。

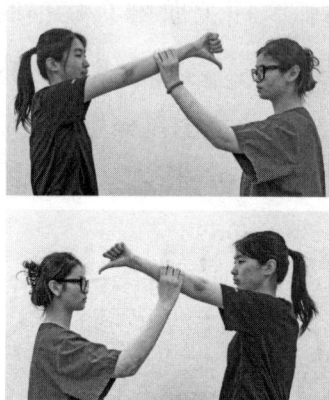

图 2-15　Neer 试验

Hawkin 试验：患者肩关节前屈 90°，强制向内侧旋转肩关节诱发疼痛，即为阳性（图 2-16）。

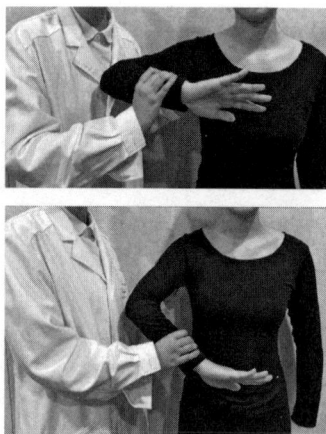

图 2-16　Hawkin 试验

（4）空罐实验 肩外展90°，然后内旋并向前30°，前臂旋前拇指尖向下。在此体位上，治疗师向下加阻，患者上抬抗阻。阳性则无力或疼痛；提示冈上肌腱病变、肩撞击综合征（图2-17）。

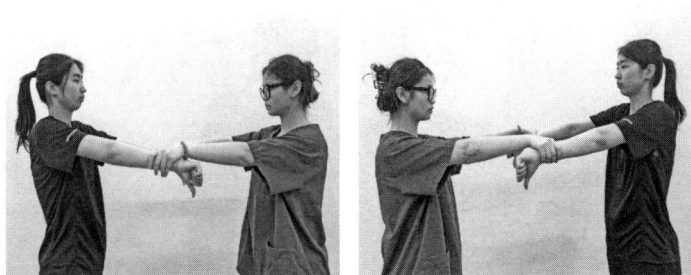

图2-17 空罐实验

（5）抬离试验 要求患者充分内旋肩关节，将手置于腰部，然后让患者把手抬离腰部。我们也可以施加阻力来抵挡肩胛下肌的力量。能主动将手背抬离腰部为正常，而无法将手背抬离腰部为异常，提示肩胛下肌腱断裂（图2-18）。

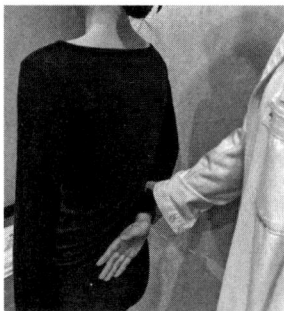

图2-18 抬离试验

（6）Speed 试验　手掌朝上抬起手臂，直到手臂与地面平行，检查者会在肘窝位置向下施加压力。当你抵抗医生的压力时，肩膀前部疼痛表明可能患有肱二头肌肌腱炎（图2-19）。

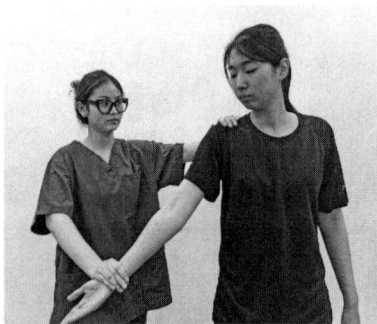

图 2-19　Speed 试验

44. 肩膀受伤怎么自测有无脱臼？

你是否曾经因为肩膀受伤而感到疼痛和活动受限呢？如果怀疑自己的肩膀可能脱臼了，该怎么办呢？下面的一些简单方法，可以帮助你自测肩膀是否脱臼。

可以先回想一下是否有肩膀受伤的历史。如果有明显的肩部撞伤或摔伤的经历，那么就有可能存在肩关节脱臼。

其次检查肩部疼痛程度。如果肩部因为外伤而明显疼痛，并且肩关节的活动比之前明显受限，需要考虑肩部受伤的可能性。

再触摸肩关节，看看是否有空虚感。如果触摸到肩关节部位时有空虚感，那么说明肩关节结构可能已经受到破坏，存在肩关节脱位的可能性。

此外，观察肩膀有无畸形。如果肩膀外形呈现出"方肩"畸形，或者在腋下、喙突下或锁骨下可以摸到肱骨头，那么可能存在肩关节脱位（图2-20）。

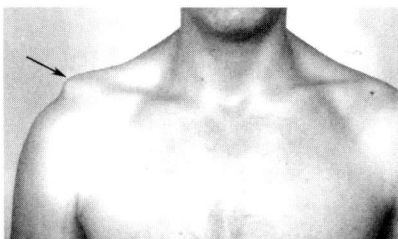

图 2-20　肩膀畸形

最后，尝试活动肩关节，观察是否存在活动受限。如果发现肩关节活动受限，有可能发生了肩关节脱位。

如果发现以上情况中的任何一种，应该及时到医院就诊。医生将通过查体和X线检查来判断肩关节是否脱位，并根据具体情况进行复位治疗。

另外，肩膀受伤后，应根据肩膀受伤的类型和严重程度进行相应的康复锻炼。以下是一些常见的肩膀受伤类型及其康复锻炼方法：

（1）肩关节炎症（如肩袖炎、肩周炎）

① 热敷或冷敷：根据炎症程度和时间，可以先进行热敷或冷敷来缓解疼痛和肿胀。

② 肩关节活动范围锻炼：逐步增加肩关节的屈曲、外展、内收等活动范围，可以采用被动或主动方式。

③ 肩部肌肉拉伸：进行肩部肌肉的拉伸锻炼，以增加肩关节的灵活性。

④ 抗阻锻炼：在炎症控制后，可以进行肩部肌肉的抗阻锻炼，以增强肌肉力量。

（2）肩关节扭伤或拉伤

① 急性期：在受伤初期，应进行冷敷以减少肿胀和疼痛，避免剧烈活动。

② 亚急性期：在急性期过后，可以进行肩关节的活动范围锻炼，逐渐增加活动幅度。

③ 慢性期：在疼痛和肿胀消失后，可以进行肩部肌肉的抗阻锻炼和力量训练。

（3）肩关节脱位

① 复位后：在肩关节复位后，根据医生的指导进行肩关节的稳定性锻炼和活动范围锻炼。

② 康复期：进行肩部肌肉的抗阻锻炼和力量训练，以增强肩关节的稳定性，如棍棒操外旋、棍棒操外展、棍棒操前屈、张力带后伸等。

（4）肩关节骨折

① 固定期间：在骨折愈合期间，应避免剧烈活动，进行肩关节的轻微活动范围锻炼。

② 康复期：骨折愈合后，进行肩关节的稳定性锻炼和活动范围锻炼，逐步增加活动幅度和强度。

45. 老年人肩膀脱臼有哪些诊断要点？

肩膀脱臼，简单来说就是肩关节脱位。肩关节是连接上肢与躯干的关键关节之一，由肱骨头与肩胛骨上的肩峰相连接。脱臼意味着肱骨头从肩峰移出，就好比拼图的两块失配了一样，导致关节失去正常的对齐。其可以分为前脱臼、后脱臼和下脱臼，取决于肱骨头移位的方向。肩膀脱臼通常伴随着剧烈疼痛，由于关节脱位而导致肌肉和韧带的拉伸或撕裂。活动肩膀可能还会受到限制，甚至无法实现主动或被动的正常运动。外观上，脱臼可能导致肩部外观异常，形成方肩畸形。此外，触诊时，肩关节周围可能会有明显触痛。

对于老年人是否发生肩膀脱臼，有以下几种诊断方法可以较为快速地进行判断。

首先是临床检查，医生通过观察患者的症状和体征，可以初步判断是否有肩关节脱位。X线检查（图2-21）是诊断肩关节脱位最重要的手段，它可以清晰地显示肩关节的结构和形态。对于一些难以诊断的肩关节脱位，还可以进行CT检查，它能够提供更细致的图像。而MRI检查则可以显示肩关节内部的软组织损伤情况，对诊断和治疗具有重要意义。

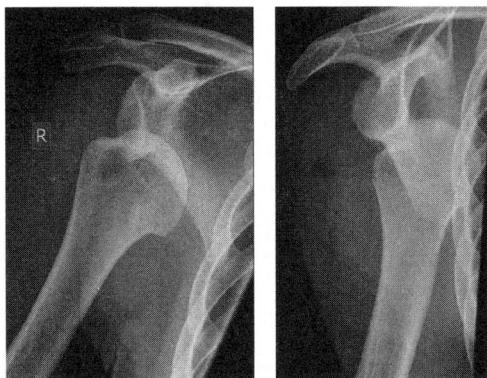

图2-21 肩关节脱位X线

在治疗方面，可以选择手法复位或手术治疗。手法复位是指医生通过恰当的技巧将脱臼的肩关节恢复到原位，而对于一些较为复杂的情况可能需要手术干预。不论是手法复位还是手术治疗后，适当的康复训练是必不可少的。常见的康复训练方式如下：一是由旁人协助进行被动运动，逐渐引导肩关节恢复正常活动范围，例如轻柔的摆臂动作；二是老年人可以进行一些轻松的主动运动，如慢速抬臂，按医嘱逐渐增加运动的幅度和次数，但需避免过于剧烈地活动；三是利用轻量级的负重或者弹力带进行肩部肌肉的强化训练，以提升肌肉稳定性。

当然，预防胜于治疗，老年人尤应关注肩部健康。日常生活中，需规避肩部遭受猛烈外力撞击，可通过锻炼强化肩部肌肉，提升肩关节稳定性，同时时刻保持正确姿势，注重肩关节的动静结合。一旦肩部出现不适或疼痛，应立即就医，防止慢性损伤发展为肩关节脱位。

老年人骨骼脆度高，如果出现肩部不适或疼痛，应及时就医。医生可以通过临床检查、X线等诊断方法，确定肩关节脱位的类型和程度，并选择适合的治疗方法。而在预防方面，老年人应注意安全，强化肌肉，保持正确姿势，及时治疗肩部不适或疼痛，以减少肩关节脱位的发生。

46. "五十肩"的典型表现有哪些?

五十肩是肩周炎的俗称，又称冻结肩。因为多发生于 50 岁左右的人而得名，女性多于男性，是一种常见的肩部疾病，常被形容为"肩膀僵硬得简直不像是自己的""胳膊根本抬不起来"。患者常感到肩膀的疼痛尤其在晚上更严重，严重时甚至会影响睡眠。此外，肩膀还特别怕冷，就连夏天也得穿厚衣服来保暖。这种被称为"五十肩""冻结肩"的毛病给患者的生活带来了诸多痛苦（图 2-22）。

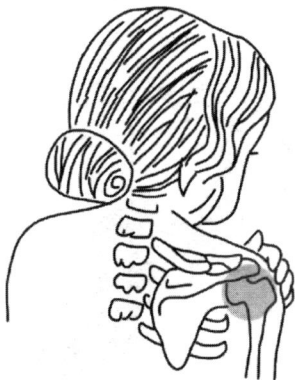

图 2-22 肩周炎引发疼痛

五十肩的典型表现有以下几个方面。

第一，患者会感到肩部发散性的持续疼痛。与其他疾病导致的短暂或局部疼痛不同，肩周炎的疼痛起初是阵发性的，经常是慢性发作的。虽然可能不会出现急性疼痛，但随着时间的推移，疼痛会逐渐加剧或变成钝痛，并可能扩散到颈部或手臂（特别是手肘部位）。肩周炎引起的肩痛通常呈现"昼轻夜重"的特点，有统计显示，大多数患者在深夜醒来时疼痛加剧，难以入睡。

第二，五十肩患者在受到外部压力时会感到明显的压痛。常见的压痛点包括肱二头肌长头腱、结节间沟、喙突等部位（图2-23）。

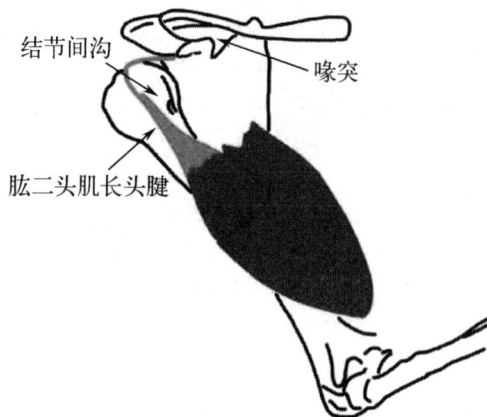

图2-23　肩周炎常见压痛点

第三，肩关节的活动会受到限制。肩关节在各个方向的活动都会受到阻碍，特别是外展、上举和内外旋的活动受限最为明显。随着病情的发展，由于肩关节囊和周围软组织的粘连，肌力逐渐减弱，当进行肩关节外展时，患者往往难以完成日常的梳头、穿衣、举手等动作。如果不及时治疗，病情严重时甚至可能影响到肘关节的功能。

第四，五十肩患者对气候变化特别敏感，尤其是在寒冷的环境下更为明显。这些患者往往十分怕冷，即使在夏天也会用棉垫包裹肩部，避免受风寒。

第五，五十肩早期可能出现肌肉痉挛，尤其是三角肌和冈上肌等肩部周围肌肉。随着病情进展，可能出现肌肉萎缩、肩峰突起、上举困难等典型症状。到了这个阶段，疼痛症状反而会减轻，可能会有三角肌轻度萎缩、斜方肌痉挛。

总的来说，五十肩是一种慢性疾病，主要表现为肩部持续性疼痛、压痛、肩关节活动受限、对寒冷敏感和肌肉痉挛或萎缩。及早治疗对避免病情的进一步恶化非常重要。

第三部分
治 疗 篇

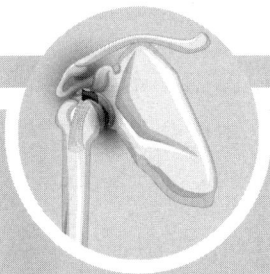

47. 肩关节镜是微创手术吗?

许多患者在接受肩关节镜手术治疗前,时常会提出肩关节镜是否为微创手术的疑问。事实上,肩关节镜是一种常见的微创手术方式,被广泛应用于肩关节疾病的诊断和治疗中。通过肩关节镜手术,外科医生可以在不必进行"大开刀"的情况下,通过小切口将镜头和微创手术器械插入到患者的肩关节腔内进行操作。相比传统的开放手术,肩关节镜手术具有许多优势。首先,肩关节镜手术的切口更小,减少了手术创伤和瘢痕,更快速地恢复。其次,由于肩关节镜的镜头可放大关节内部结构,可以更精确地进行手术操作,减少了损伤周围肌肉和韧带的风险。肩关节镜手术遵循了"创伤小、出血少、痛苦轻、恢复快"的微创外科理念,既能够达到肩关节疾病的治疗目标,同时最大限度降低手术对机体产生的侵扰。因此,从目前肩关节疾病外科整体治疗手段的来看,肩关节镜手术是名副其实的微创手术。

　　肩关节镜手术操作时通常使用直径仅为 4mm 的 30° 广角镜头，如同"筷子"一样通过小切口进入肩关节腔内，在连接冷光源、摄像成像系统和监视器后，可将肩关节内的病灶实时反馈给手术医生。除了镜头外，肩关节镜术中操作使用的手术器械，如电动刨削器、射频汽化仪以及一些手动器械等也遵循微创化要求设计，均可以通过微创的手术切口完成关节内操作。肩关节镜手术通常仅采用三个经典手术切口，即前、后、外侧切口，每个切口约 5mm 至 1cm。因此，术后切口愈合时间快，感染发生率低，皮肤瘢痕范围小，可以完成多种肩关节疾病治疗，包括肩袖损伤修复术、肩峰成形术、盂唇修整术、肱二头肌腱止点固定术、镜下 Bankart 手术、游离体取出术、滑膜切除术、肩关节松解术、镜下部分肿瘤切除术等多种肩关节手术（图 3-1）。

　　然而，肩关节镜手术并非适用于所有患者。有些严重的肩关节疾病可能需要开放手术来进行治疗。此外，患者的整体健康状况、病情严重程度和医生的经验也会影响手术方案的选择。尽管肩关节

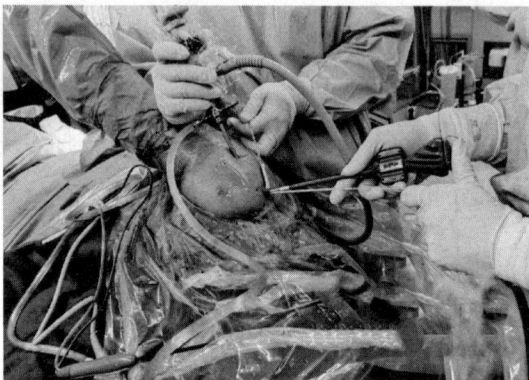

图 3-1　肩关节镜手术

镜手术属于微创手术，但并不能与简单手术画等号。一方面，需要严格把握患者的手术治疗指征，评估患者的基础情况以降低麻醉和手术风险；另一方面，良好的手术效果还有赖于医生的手术经验以及术后科学、专业的康复指导。

48. 什么是肩关节置换术？

肩关节置换术是一种手术治疗肩关节疾病的方法，通常用于治疗严重的肩关节退行性疾病、严重的肩关节骨折、肩关节类风湿关节炎和其他一些关节疾病。该手术通过移除受损肩关节的部分或全部，并用假体取而代之。术后患者可以恢复肩关节的正常运动范围和功能，并减轻疼痛，提高生活质量。根据肩关节病损类型的不同，可以采取不同的关节置换策略，主要包括解剖型全肩关节置换术、反式全肩关节置换术和部分肩关节置换术。

（1）解剖型全肩关节置换术（图3-2）　肱骨头和肩胛盂均置换，植入的人工关节与肩关节天然骨骼形状相似，主要适用于终末期肩关节骨性关节炎。

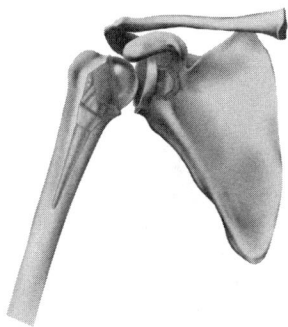

图3-2　解剖型全肩关节置换术示意

（2）反式全肩关节置换术（图3-3）　肱骨头和肩胛盂均置换，但把人工肱骨头与肩胛盂的天然位置对调，主要适应证为巨大肩袖撕裂。

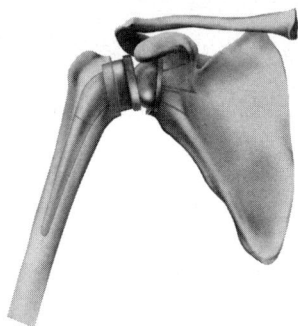

图 3-3　反式全肩关节置换术示意

（3）部分肩关节置换术（图 3-4）　仅置换人工肱骨头或肩胛盂表面，主要适应证为肱骨头骨折及坏死。

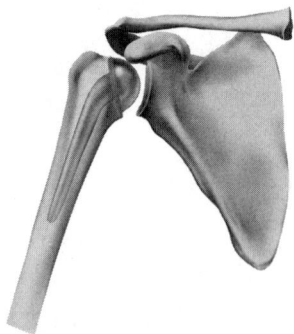

图 3-4　部分肩关节置换术示意

手术过程通常分为切口暴露肩关节、关节脱位、关节截骨、人工假体植入和切口缝合几个关键步骤。术后患者需要进行康复训练和物理治疗，以帮助恢复肩关节功能。肩关节置换术有很多优点。首先，它可以有效减轻患者的疼痛，提高生活质量。其次，置换后的人工假体可以恢复肩关节的活动范围和力量，使患者可以更好地进行日常活动和体育锻炼。但是肩关节置换术也存在一些风险和限制：术后可能出现感染、血栓形成、假体脱位和神经或血管损伤等并发症。因此，一些患者可能由于年龄、体重或其他健康问题而不适合进行该手术。

对于具有手术指征的肩关节置换患者来说，术前准备非常重要。医生会对患者进行全面的身体检查和评估，包括骨密度测试、X线和磁共振成像等。医生还会提供相关的手术风险和术后康复计划等信息，以便患者和家属做出知情的决策。术后的康复过程是肩关节置换术成功的关键。康复期间，患者需要遵循医生和物理治疗师的建议，包括保持关节活动、进行肌肉锻炼和逐渐增加负重等。通常康复过程需要几个月到一年的时间，康复效果取决于患者的年龄、身体状态和合作程度。

总之，肩关节置换术是一种有效的治疗肩关节疾病或损伤的手术方法。它可以显著减轻疼痛，恢复肩关节的功能和提高生活质量。然而，患者在接受手术之前应慎重考虑，并接受医生和物理治疗师的指导和康复训练，以便术后全面恢复肩关节功能。

49. 什么是关节 PRP 注射治疗？打了就能好吗？

关节 PRP 注射治疗，即关节富血小板血浆（platelet-rich plasma）注射治疗，是一种利用自体血小板富集血浆来治疗关节疾病的方法。它通过在患处注射富含生长因子和其他促进修复物质的血浆，促进损伤组织的修复和再生，从而改善关节疼痛和功能。下面将详细介绍关节 PRP 注射的疗效。

首先，关节 PRP 注射具有明显的镇痛效果。

PRP 中的生长因子能够刺激血管新生、增加血供，从而加速损伤组织的修复和再生，减轻关节疼痛。一项研究发现，在接受 PRP 注射治疗后，95% 的患者能够感受到较为明显的疼痛缓解。关节 PRP 注射比其他关节注射治疗方法如玻璃酸钠等更有效，并且不会对关节软骨造成进一步损伤。

其次，关节 PRP 注射可以改善关节功能。研究表明，PRP 能够促进骨髓间充质干细胞分化为软骨细胞，从而增加软骨细胞的数量，改善关节软骨的修复和再生能力。PRP 中的生长因子也可以刺激其他细胞和组织的生长和修复，有助于改善关节的运动功能。一项研究发现，经过 PRP 注射治疗后，60% 的患者在功能评估中得分提高，运动范围增加，关节功能得到显著改善。

此外，关节 PRP 注射具有较低的副作用和风险。因为 PRP 是由患者自身的血液制备而成，所以不存在免疫排斥反应或传染性疾病的风险。注射过程简单，治疗过程不需要住院，注射后患者可以即刻恢复正常活动，且不需要长期的康复训练。虽然 PRP 注射治疗可能会导致短期的局部疼痛或不适感，但绝大多数患者能够忍受这些不适感。

然而，关节 PRP 注射的疗效在不同患者之间可能存在差异。疗效会受到多种因素的影响，如病情的严重程度、患者的年龄和健康状况等。有些研究表明，在轻度关节炎的患者中，PRP 注射的疗效更为显著，而在严重关节破坏的患者中效果可能较差。此外，PRP 注射还不是所有关节疾病的理想治疗方法。对于某些顽固性疼痛或严重关节疾病，可能需要结合其他治疗方法进行。

综上所述，关节 PRP 注射是一种治疗关节疾病的有效方法，具有显著的缓解疼痛和改善功能的作用。它是一种安全、简便的治疗方法，能够减少患者的疼痛，提高其生活质量。然而，由于个体差异和疾病差异的存在，PRP 注射的疗效在不同患者之间可能存在差异。在进行治疗前，患者应咨询专业医生的意见，根据自身情况，选择适合的治疗方法。

50. 肩关节痛时要做什么检查?

任何疾病来院就诊时通常需要进行体格检查、

实验室检查、影像学检查等，因此肩关节的疾病也不例外，下面我们就展开，逐一介绍：

（1）体格检查　是诊断肩关节疾病的最基础和最重要的一环，往往直接决定了治疗方案的选择，首先医生会观察患者双侧肩关节外形，进一步进行肩关节活动度的检查，触诊肩关节周围是否有压痛，针对性对肩关节周围肌腱韧带和肩关节稳定性进行特殊检查。

（2）实验室检查

① 血常规检查：患者白细胞数增高提示有炎症存在，多考虑感染的可能。

② 血生化检查：碱性磷酸酶增高多考虑原发性或转移性骨肿瘤。

③ 血沉、C反应蛋白和类风湿因子：进一步明确或者排除炎症性疾病，比如类风湿关节炎等。

（3）影像学检查

① X线检查（图3-5）：是肩痛的首选检查方法。可以快速有效地提供肩部骨性疾病的诊断信息。相较于其他影像学检查，X线检查在软组织的分辨率较低，因此，对于肩关节周围软组织疾患提供的信息有限。

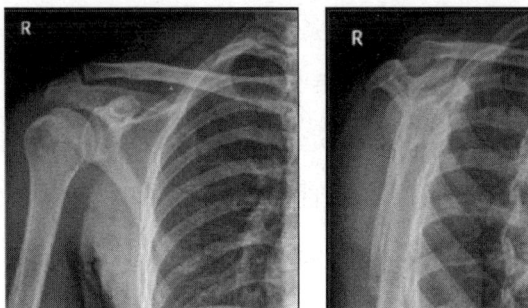

图 3-5　肩关节 X 线检查

② 肩关节造影：是向肩关节腔注入造影剂后拍摄 X 线片，以定位确诊肩部疾病的辅助检查方法，可以观察关节囊的形态、容量，以及肩袖损伤的情况。随着目前磁共振成像技术的进步，该项检查逐渐减少（图 3-6）。

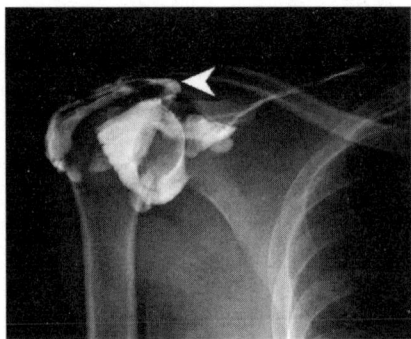

图 3-6　肩关节造影检查

③ CT 影像：CT 的主要优势是可以看到骨头的横切面，具有独特的优势。可以把骨头分层来看，比如有些特殊部位的细微骨折、骨肿瘤、骨结核等。对肩关节外伤或者肩关节脱位的患者，采用 CT 检查（图 3-7）可以明确肩关节骨质损伤或者缺损的情况。

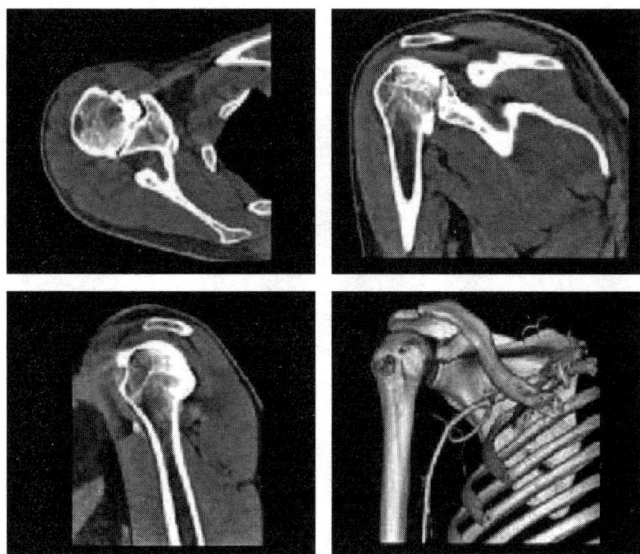

图 3-7　肩关节 CT 检查

④ 磁共振成像（MRI）（图 3-8）：可较清晰地显示关节囊、囊内结构、肩袖、盂唇、韧带等重要组织的解剖形态及病理改变，极大提高了诊断的准

确性，更好地为临床提供精准影像学资料，为患者下一步治疗提供可靠依据。

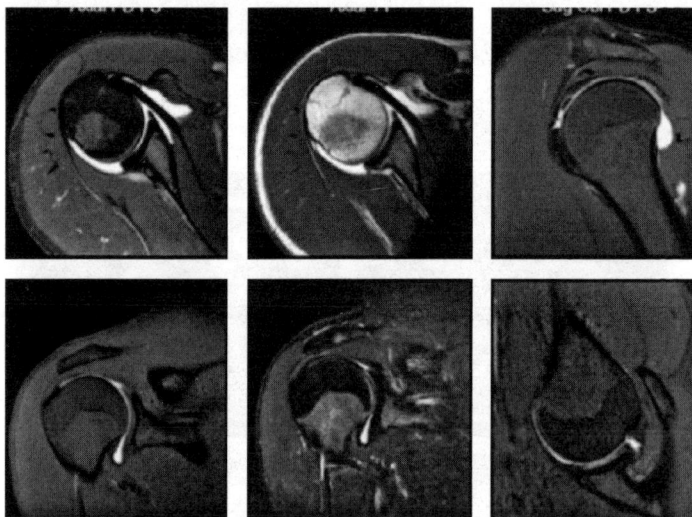

图 3-8 肩关节 MRI 检查

⑤ 肩关节超声检查（图 3-9）：是评估肩部疾病的无创性影像学技术。通过超声检查，评估肩关节是否存在骨折、肌腱损伤等疾病。还可以评估肌肉和韧带的张力和弹性，了解肩关节功能是否正常。与其他影像学技术相比，它是一种无创性、无辐射的检查方法。然而，肩关节超声检查也存在一些局

限性。由于肩关节深部结构的位置复杂，超声波在穿透深度和图像质量方面可能存在一定局限性。此外，肩关节超声检查高度依赖操作人员的经验和技术水平，需要经过专业培训才能进行准确评估。

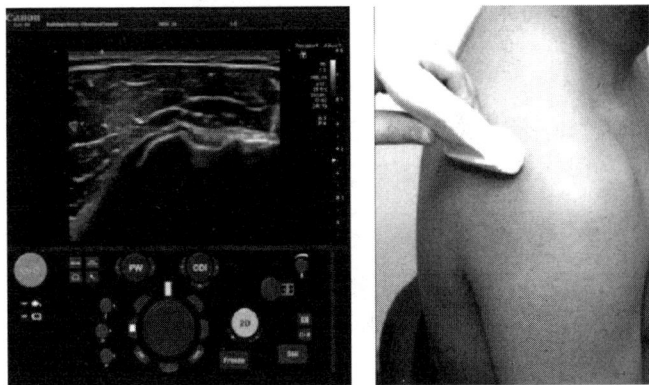

图3-9 肩关节超声检查

51. 肩关节不同部位的疼痛提示是什么疾病？

肩关节的疾病外在表现形式主要以疼痛和功能受限为主。疼痛发作时，虽然疼痛点定位往往不准确，但是仍然能给我们一些提示，下面我们按照从前到后，从上到下的顺序介绍肩关节不同的疼痛点

（图3-10）代表了什么：

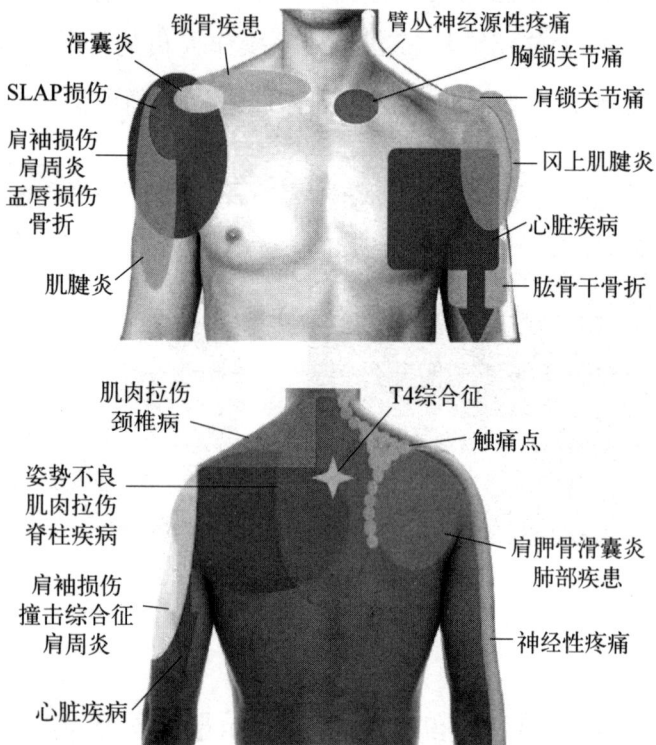

图3-10　肩关节痛点位置示意

（1）肩关节上方疼痛　肩关节的上方主要是肩锁关节，该关节是一个微动关节。该部位出现疼痛或者压痛时，可能存在肩锁关节脱位、肩锁关节骨性关节炎等疾病。肩锁关节脱位主要是由外伤因素导致的，受伤时肩部着地，导致肩锁关节的关节囊撕裂、喙锁韧带损伤甚至断裂。然而老年患者该部位的疼痛，主要是由肩锁关节炎引起的，关节软骨退变，骨质增生，导致肩关节疼痛。

（2）肩关节前外侧疼痛　肩关节的前外侧有肩峰、肱骨大结节、肱二头肌长头肌腱等。肱骨大结节是冈上肌的止点，该部位出现疼痛时可能与肩袖损伤、肩峰撞击综合征、钙化性肌腱炎有关。肱二头肌长头肌腱沟处的压痛提示肌腱炎，特别是老年人，该部位疼痛的同时，在活动肩关节时可能合并有弹跳或弹响，提示肱二头肌腱长头肌腱的退变磨损比较严重。

（3）肩关节前方疼痛　肩关节的前方主要有喙突和肩关节盂。正常人按压该部位时会出现酸痛感。如果该部位出现疼痛可能是位于喙突上的肌腱韧带的损伤、退化、炎症等引起的。肩关节的关节盂增加了关节的稳定性，同时也是肩关节容易受损的结构，当出现肩关节脱位损伤到前方的盂唇时，该部位就会出现压痛。其前方有肩袖间隙、盂肱韧带，当肩关节出现粘连时该部位也会出现压痛，因此肩关节前方的压痛比较复杂，需要结合其他检查才能确诊。

（4）肩关节外侧疼痛　尤其是三角肌区域，往往没有一个明确的压痛点，主要是肩关节疾病炎症引起的三角肌下滑囊炎，比如肩袖损伤、粘连性肩关节囊炎等疾病，需要结合影像学检查做进一步鉴别。

（5）肩关节后方疼痛　肩关节后方主要为肩周的肌肉组织。肩胛冈上方为冈上肌腱，当冈上肌腱损伤撕裂时，该部位由于肌肉回缩、张力不平衡，会出现疼痛不适。当冈下肌和小圆肌腱撕裂时，在肩胛冈的下方会出现疼痛。肩胛骨的内侧缘出现疼痛多见于筋膜炎，是由过度劳累或者长期姿势不当导致的。在肩关节后外下方出现压痛，伴有放射性疼痛，并伴有三角肌无力时可考虑为四边孔综合征。肩关节后方的隐痛还可能与内脏疾病有关，如心肌梗死、胆囊炎、肿瘤等，因此出现肩关节疼痛时应及时就医。

52. 肩部疼痛都需要做手术吗?

肩痛是一种常见的症状,许多人在生活中都会遇到。但是,是否需要手术来治疗肩痛,却是一个备受争议的话题。

首先,让我们明确一点:并非所有肩痛都需要手术。肩痛是由多种原因引起的,包括肌肉损伤、关节炎、肩袖损伤、肩关节粘连等。在许多情况下,非手术治疗可以有效缓解疼痛症状。

然而,对于某些特定的肩痛情况,手术可能是一个必要的选择。例如,当肩袖撕裂严重影响到日常生活时,手术可能是唯一能够修复肩袖的方式。当肩关节发生严重退行性变时,可能需要进行关节置换手术来恢复关节功能。

那么,如何判断是否需要进行肩部手术呢?首先,我们需要寻求专业医生的帮助。医生会根据病史、体格检查和影像学检查,来评估肩痛的原因和严重程度。他们将根据具体情况来建议最合适的治疗方案,包括手术或非手术方法。

此外,我们还需要考虑一些其他因素,如患者的年龄、整体健康状况、手术风险等。对于年轻且身体健康的患者，可以尝试非手术治疗，以避免手术风险。但对于年龄较大或伴有其他健康问题的患者，手术可能是更好的选择，因为手术可以更直接地解决问题，减轻疼痛和恢复功能。

总之，肩痛是否需要手术取决于个体情况，并非所有病例都需要手术。但对于某些严重的肩痛情况，手术可能是唯一的解决办法。因此，应当在医生的指导下，根据具体情况作出决策。

53. 肩袖肌群的评估方法有哪些?

肩袖（shouldercuff），是由起于肩胛骨，止于肱骨近端的冈上肌、冈下肌、小圆肌和肩胛下肌的肌腱构成，上述4块肌的肌腱经过肩关节的上、后和前方时与肩关节囊紧贴，并互相连接形成一近似环形的腱板围绕肩关节，对肩关节的稳定起到重要的作用。由于肩关节囊很松弛，肩关节周围这些小肌的收缩，可保持肱骨头与肩胛骨的关节面相接触（图3-11）。

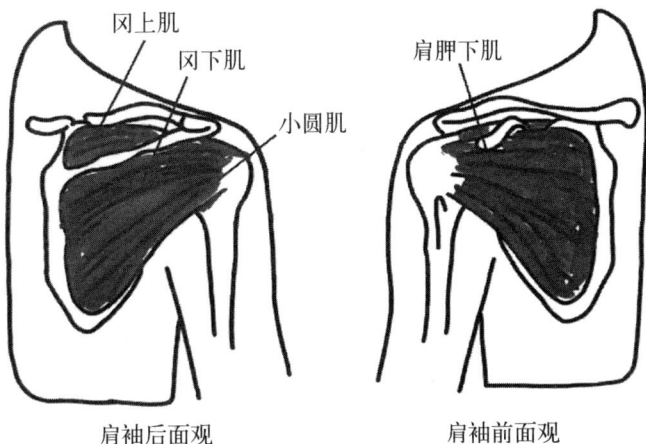

图 3-11 肩袖肌群解剖示意

（1）冈上肌的评估方法 冈上肌位于肩胛骨冈上窝内，斜方肌的深面，为长三角形双羽状肌。起自冈上窝，向外行经喙肩弓之下，以扁阔肌腱上于肱骨大结节的上部，与肩关节囊紧密结合形成肩袖的顶和肩峰下滑囊的底。冈上肌收缩可使臂外展，特别是在肩关节最初启动外展15°时起主要作用，当外展超过15°时三角肌参与而起主要外展作用。该肌有助于抵抗由于地心引力作用而使得臂向下移位，而使肩关节保持正常的解剖位，同时冈上肌还可将肱骨头向关节盂施压而起到维持肩关节稳定的作用。

① Jobe 试验（空罐测试）：用于评估冈上肌。

操作：肩关节外展 90°，水平面内收 30°（肩胛骨平面），内旋使拇指向下，然后检查者在患者双侧手腕处施加垂直向下的应力，并嘱患者抗阻力外展肩关节。

意义：该试验检查冈上肌肌力与对侧相比力量。若肌力减弱，则提示冈上肌腱病变。冈上肌完全撕裂，可能出现落臂征。

② 落臂征（drop arm sign）：用于评估冈上肌是否完全撕裂。

操作：检查者将患者肩关节外展至 90° 以上，嘱患者自行保持肩外展 90°～100° 的位置，患肩无力坠落者为阳性。

意义：该试验对诊断冈上肌损伤具有高度的特异性，但阳性率不高，多见于冈上肌完全撕裂的病例。

（2）冈下肌、小圆肌的评估方法　冈下肌位于肩胛肌背面的冈下窝内，部分被三角肌和斜方肌遮盖，为三角形的扁肌，较冈上肌发达。起自冈下窝及冈下筋膜，经关节囊的后面，止于肱骨大结节中部。在冈下肌腱与关节囊之间有一滑膜囊 - 冈下肌腱下囊。冈下肌收缩可使肱骨外展，与小圆肌共同作用使肱骨旋外。

小圆肌位于冈下肌的下方，大部分被三角肌所遮盖，为圆柱形的小肌。起自肩胛肌外侧缘的上 2/3 的背面，肌束向外移行于扁腱，止于肱骨大结节和肩关节囊，与关节囊后方紧密愈合。小圆肌的变异：小圆肌与冈下肌愈合者占 12%，其中部分愈合占 8%，全部愈合占 4%。小圆肌收缩拉臂后伸，与冈下肌共同作用使肱骨旋外。

① 外旋抗阻测试：用于评估冈下肌、小圆肌。

操作：患者上肢外展 90°，屈肘 90°，肩关节外旋 45°～60°，检查者于手背处施加应力，嘱患者做对抗动作，检查肩关节外旋肌力（冈下肌和小圆肌）。

意义：当患者在做外展位外旋时，因为疼痛而出现落臂征，判断外旋肌是否损伤导致肌肉疼痛。测试阴性，患者无明显疼痛。

② 外 旋 衰 减 试 验（the external rotation lag

sign）：用于评估冈下肌、小圆肌。

操作：患者肘关节屈曲 90°，肩关节在肩胛骨平面外展 20°。检查者一只手固定肘关节，另一只手使肩关节外旋达最大程度，然后放松，嘱患者自行保持最大外旋。

意义：外旋度数逐渐减少者为阳性，提示冈下肌、小圆肌损伤。

（3）肩胛下肌的评估方法　肩胛下肌位于肩胛下窝内，为一较大的三角形扁肌。起自肩胛下窝的内 2/3、肩胛腋缘前面下 2/3 和肩胛下筋膜，移行于扁腱经肩关节囊前面，止于肱骨小结节及关节囊前壁。肌腱与关节囊前面之间，有一肩胛下肌腱下滑囊，该囊常与肩关节腔相交通。肩胛下肌收缩时，使肱骨内收并旋内，当臂上举时将肱骨头拉向前下方；它是肩关节前方有力的保护结构，防止肱骨头向前下方脱位。

① 推离测试（lift off 试验）：用于评估肩胛下肌。

操作：患者取坐位或站立位，将手置于下背部，手心向后，然后嘱患者将手抬离背部，适当给予阻力。

意义：不能完成动作作为阳性，提示肩胛下肌损伤。

② 拿破仑试验（Napoleon test）：又称肩胛下肌压腹试验，用于评估肩胛下肌。

操作：患者将手置于腹部，手背向前，屈肘90°，注意肘关节不要贴近身体。检查者将患者手向前拉，并嘱患者抗阻力做压腹部的动作。两侧对比，阳性者力量减弱，提示肩胛下肌损伤。

54. 自测肩袖损伤的方法有哪些?

肩袖损伤常见于运动员、体力劳动者和老年人，并且导致肩关节疼痛、无力和运动受限等症状。

自测肩袖损伤主要是通过自身的症状、体征来初步测定，比如肩部的疼痛、无力和关节活动障碍。

① 肩部疼痛：肩袖损伤的患者一般会表现出局部的疼痛，尤其是在夜间，疼痛会加剧。

② 无力：患者在举胳膊或者提物品时，会出现无力的情况。

③ 肩关节活动障碍：患者通常胳膊主动上举受限，但是被动上举正常，梳头、摸背以及穿衣等简单的动作都可能引起不适。

在日常生活中，患者出现以上症状需要引起重视，建议及时前往医院的骨科、运动医学科进行相关检查；一旦确诊肩袖损伤，在医生的指导下进行针对性的治疗。

常用的自测肩袖损伤的方法：

① 前臂侧举测试：站立或坐下，将手臂垂直向前抬起至水平位置，然后向上抬起至头顶。如果在这个过程中感到肩部疼痛或力量不足，则可能存在肩袖损伤。

② 冈下肌测试：将手臂伸直并平放在身体旁边，然后试图将手臂向外旋转。如果在这个过程中感到肩部疼痛或力量不足，则可能存在冈下肌损伤。

③ 冈上肌测试：将手臂伸直并放在身体旁边，然后试图将手臂向内旋转，拇指指向地面，如果在这个过程中感到肩部疼痛或力量不足，则可能存在冈上肌损伤。

④ 侧平举测试：将手臂伸直并平放在身体旁边，然后试图将手臂向侧面抬起至水平位置。如果在这个过程中感到肩膀疼痛或力量不足，则可能存在冈上肌或冈下肌损伤。

这些自测方法只是初步的评估，如果怀疑存在肩袖损伤，需要由专业医生进行进一步的检查和诊断。

55. 肩袖损伤后如何治疗？能保守治疗吗？

在组织学结构上，肩袖可视为 3 层构造，即滑囊层、中间层和关节面层。肩袖及其表面结构是由大束腱纤维、小束腱纤维和疏松结缔组织构成。肩袖损伤的修复可分为外在修复方式（Ⅰ型）和内在修复方式（Ⅱ型）。Ⅰ型修复是指肩袖损伤后依靠滑膜组织及血管增生来修复。病变区大量血管增生，滑膜长入，纤维母细胞形成大量胶原，通过纤维的编织来完成肩袖的连续性，此过程多发生在滑膜层。Ⅱ型修复是指肩袖损伤后依靠腱细胞本身的分化来修复。一部分腱细胞演化为纤维母细胞，而另一部分细胞分化形成软骨细胞，从而修复肩袖的损伤，此变化多发生在肩袖的中间层和关节面层。

肩袖损伤的治疗方案主要包括保守治疗和手术治疗，其治疗的目的主要是缓解肩部疼痛和改善肩关节功能状态，临床上应根据肩袖损伤的类型及损伤时间不同，采用不同的治疗方法。

（1）肩袖损伤的治疗原则　包括修复损伤的肌腱、缓解损伤局部的炎症反应、去除损伤肩袖与邻近结构可能存在的撞击因素，以消除疼痛，促进肩关节功能的恢复，满足生活和运动的需要。

（2）非手术治疗

① 主要针对一些小型肩袖损伤患者，如肩袖挫伤、肩袖部分撕裂，及对肩关节功能期望值不高的高龄患者或不能耐受手术治疗的人群。保守治疗的方法主要有物理康复疗法、药物封闭疗法、中药制剂和针灸推拿以及适当的功能锻炼等。

② 对于小撕裂（小于 1cm）且 Neer 分期在 I 期的 3 个月内的损伤，同时症状不甚严重的患者可采取非手术治疗。非手术治疗的方法包括：休息、患肢制动、非甾体抗炎药物的应用、局部封闭等。巨大肩袖损伤行非手术治疗的预后不佳，一般只有自觉症状的改善，而患肩功能无明显改善，但是对于一些年龄较大对肩部功能要求不高的巨大肩袖损伤患者可采用非手术治疗。对于损伤时间较长、肩袖及其周围组织脂肪浸润程度严重的巨大肩袖损伤患者，通常会根据其临床情况判断，手术效果较差者可采取保守治疗并以不引起疼痛为原则。对于巨大的肩袖撕裂并且无手术要求的患者，可以采用非手术保守治疗，应该定期复查 MRI 来观察肩袖撕裂情况的变化，并及时调整治疗策略。

（3）手术治疗　手术方式有开放手术、小切口修复及关节镜下修复等。其中肩关节镜下微创治疗具有创伤小、出血少、恢复快、美观等优点。

① 肩袖损伤手术的适应证

a.部分肩袖伤患者，如果在保守治疗过程中，症状加重，应考虑尽快手术治疗。

b.肩袖全层撕裂患者，保守治疗6～8周后未见好转或出现急性加重者，应考虑采取手术治疗。

c.对于有创性或急性肩袖损伤的患者，应尽快进行手术治疗。

d.对于肌肉力量恢复要求较高的患者（如军人、运动员），也提倡采取手术治疗。

②肩关节镜治疗：关节镜是诊断肩袖损伤的最准确的治疗方法，也是治疗肩袖损伤的一种最佳手术方式，以往认为适用于中、小型肩袖撕裂，随着肩关节镜技术的发展，操作水平的提高，现已无明确界限。对长期保守治疗无效且其他检查方法不易确诊的病例，关节镜具有独特的诊治价值。手术方式如下。

a.肩峰下减压成形术：其目的是解除因肩峰下狭窄而导致的撞击综合征，避免肌腱再受撞击，适用于肩峰下间隙狭窄、喙肩韧带有骨赘存在的患者。

b.关节镜下肩袖缝合术（图3-12）：可分为单排固定术、双排固定术、缝合桥固定术，能更精确地对肩袖进行缝合和修复，同时对三角肌的损伤更小。

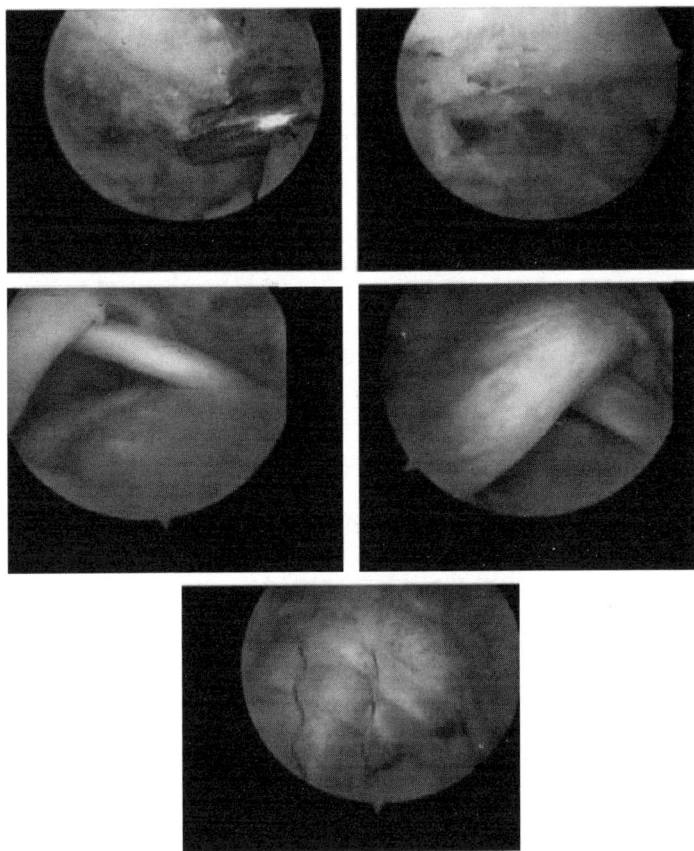

图 3-12　关节镜下肩袖缝合术

c.巨大肩袖撕裂的治疗：通过肩关节镜治疗后，大部分患者可取得满意的治疗效果，严重的患者可考虑反式人工肩关节置换术。

56. 肩袖损伤的手术需要多长时间?

肩袖损伤手术需要多长时间,与疾病严重程度、医生熟练程度等因素有关,具体的时间具有一定的差异。肩袖损伤手术的时间通常需要0.5~4小时,具体时间患者可在术前咨询医生。

若患者肩袖损伤的情况较轻,且医生操作熟练、手术过程顺利,肩袖损伤手术的时间可在0.5~1小时。但若肩袖损伤较为严重,常会呈现出无法抬起肩膀、严重疼痛等症状,此时会由于手术操作变难,而导致手术时间变长,可需要1~2小时。若医生较不熟练,或术中出现异常情况,如出血、神经受损时,时间可能还会更长,也许需要2~4小时,具体时间因人而异。

57. 肩袖损伤手术完成后还可以做 CT、MRI、超声检查吗?

目前肩袖损伤内植物常用高分子材料、可吸收材料、聚醚醚酮(PEEK)材料或者钛合金锚钉,可以进行 CT、MRI、超声检查，患者不需要有太多的担忧。

（1）肩袖损伤手术材料知识

① 可吸收接锚钉：主要成分是聚乳酸，能被人体分解吸收，能避免二次取钉手术，其固定强度相对 PEEK 材料、钛合金螺钉的差一些。

② 聚醚醚酮（PEEK）材料：是在主链结构中含有一个酮键和两个醚键的重复单元所构成的高聚物，属特种高分子材料。具有耐高温、耐化学药品腐蚀等物理化学性能，是一类半结晶高分子材料。聚醚醚酮（PEEK）材料的强度介于可吸收材料和钛合金材料之间。

③ 钛合金锚钉：钛合金指的是钛和其他金属制作而成的合金，其强度远远超过了其他结构材料。钛合金的质轻，其密度为钢材的 60% 左右。

（2）CT、MRI、超声检查知识

① CT（computed tomography）：CT 即电子计算机断层扫描。它是利用精确、直的 X 线束、γ 射线、超声波等，与灵敏度极高的探测器一同围绕人体的某一部位，做一个接一个的断面扫描，具有扫描

快、图像清晰等特点，可用于多种疾病的检查。根据人体不同组织对 X 线的吸收与透过率的不同，应用灵敏度极高的仪器对人体进行测量，然后将测量所获取的数据输入电子计算机，再由电子计算机对数据进行处理，之后就可摄下人体被检查部位的断面或立体的图像，发现体内任何部位的细小病变。

② 核磁共振成像（nuclear magnetic resonance imaging，简称 NMRI）：也称磁共振成像（magnetic resonance imaging，简称 MRI），是利用磁共振原理，依据所释放的能量在物质内部不同结构环境中不同地衰减，通过外加梯度磁场检测所发射出的电磁波，即可得知构成这一物体原子核的位置和种类，据此可以绘制成物体内部的结构图像。

③ 超声：我们听到的声音称为声波，它的频率在 50～10000Hz，超过 20000Hz 的声波，人耳就不能听见，称为超声波，简称超声。超声在诊断疾病时，有多种形式：a. 以振幅（amplitude）形式诊断疾病的，称为"一维显示"，因振幅第一个英文字母是 A，故称为 A 超，又称为一维超声。b. 以灰阶即亮度（brightness）模式形式来诊断疾病的，称为

"二维显示"，因亮度第一个英文字母是 B，故称 B 超，又称为二维超声或灰阶超声。

58. 肩袖损伤术后会影响正常生活吗？会有后遗症吗？

肩袖损伤为微创手术治疗，相对于开放手术，有手术创伤小、功能恢复快等优点。肩袖损伤术后是否会影响正常生活，和肩袖损伤的程度、患者耐受性、正确功能锻炼有关。术后对疼痛较敏感者可适当应用 NSAIDs、阿片类镇痛药物治疗。

对较严重的，如全层损伤、巨大型损伤、断裂伴有回缩较多的肩袖损伤，患肢固定时间延长，短期内会对患肢功能有部分影响，但患者日常生活基本可以自理。

肩袖损伤手术治疗后，大部分患者经过正规的康复锻炼，病情恢复都比较满意，关节活动度会较术前明显改善，疼痛缓解消失，一般没有后遗症。

如果是肩袖损伤比较严重、合并有糖尿病等疾病，或者是手术以后没有做好康复锻炼，有可能会有后遗症，比如术后肩袖再次断裂、肩关节僵硬、伤口感染、不愈合，如果是瘢痕体质者，术后还有可能会引起瘢痕增生等后遗症。

59. 肩袖损伤术后什么时候能拆线、换药、洗澡？

肩袖损伤通常使用肩关节镜进行微创治疗，伤口术后每 2～3 天换药一次。如果伤口愈合良好，没有感染，可于术后 14 天拆线。部分糖尿病患者或者口服激素的患者，伤口愈合可能会延迟，这种情况下建议拆线稍微晚 2～4 天。拆线后 1 周左右患者可以洗淋浴。

当然，在有手术区域防水膜的保护下，术后 1 周可以洗澡，只需要保持切口周围干燥。

60. 肩袖损伤术后需要多长时间才能恢复？

一般来说肩袖损伤手术以后通常需要 4～9 个月左右的恢复期，手术把损伤的肌腱通过锚钉缝合到骨头上面，肌腱和骨头的愈合时间需要 3 个月以上。所以它的恢复期至少需要 3 个月或者更长的时间。大部分患者在术后半年恢复，但合并糖尿病的患者需要 9 个月。

根据肩袖损伤的严重程度，在医生指导下进行被动、主动功能锻炼，最好有专业的康复师进行康复训练，会取得更好的疗效。恢复期锻炼通常要避免做一些剧烈的肩部运动，早期一般是 1 个月到 1 个半月内只能做一些被动的活动。1 个半月以后肌腱和骨头初步地愈合，可以做一些主动的活动。如果在恢复过程中出现其他意外情况，一定要及时去医院复诊治疗，防止病情加重。

肩袖关节镜下修复术属于微创手术治疗，但术后仍有出现切口感染、延迟愈合的可能，可能会导致恢复期延长。术后需注意手术切口卫生，及时去医院换药，并摄入富含蛋白质的食物加强营养。

61. 肩袖撕裂若不治疗会越来越严重吗？

肩袖撕裂是一种常见的肩关节周围软组织挫

伤，尤其常见于 50 多岁的老年人。病症主要表现为肩部疼痛、活动受限和力量减弱。患者通常因为肩关节疼痛而就医，因此治疗的首要目标是镇痛，其次是改善力量减弱、修复肌腱或重建其功能。如果撕裂面积较小，通常可以通过固定和休息来自愈，一般需要 4～6 周的时间。然而，严重的情况需要采取其他治疗方法。

肩袖撕裂可能会导致病情恶化。在肩袖撕裂之后，通常会进行保守治疗。需要将前臂悬吊并固定于胸壁，使肩关节处于固定状态。如果在固定后仍然感到疼痛和活动受限，需要进行磁共振检查，以判断撕裂的严重程度。

根据磁共振检查结果，决定是否需要进行肩关节镜手术治疗，将撕裂的肩袖缝合起来。如果撕裂严重且无法通过外科手术治疗，恢复时间可能较长或难以修复。因此，肩袖撕裂需要治疗，包括保守的固定治疗和确诊后的手术治疗。

肩袖撕裂不及时治疗可能会导致疼痛和肿胀加重，同时在固定和休息过程中，软组织会产生粘连，导致肩关节活动受限。因此，根据撕裂的严重程度，需要早期决定治疗方案，例如使用外用药物和针灸理疗的方法治疗，后期需要结合运动康复来恢复关节活动范围。

肩袖撕裂以后一般不能自愈，因为撕裂后韧带会明显松弛，并且很容易与周围组织产生粘连，导致肩关节抬肩无力，特别是在抬肩60°～120°时明显无力（图3-13）。肩关节不能正常维持角度，很容易下垂。因此，在肩关节撕裂后，要注意保暖，避免受凉，尤其是避免承重，以免加重撕裂而加重病情。

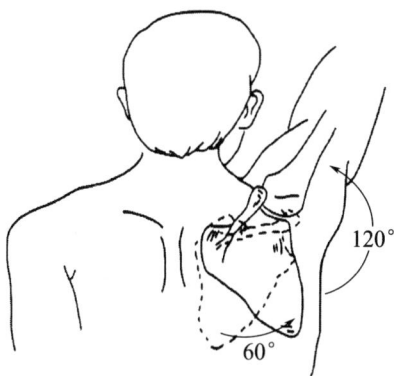

图3-13 抬肩无力

如果撕裂严重，一定要进行肩关节的磁共振检查，主要是观察撕裂的程度，并且根据撕裂程度进行肩关节镜下手术修复肩袖。否则，后期很容易导致抬肩无力，所以肩袖撕裂的自愈可能性较小，必须通过治疗和手术修复才能恢复正常的抬肩功能。

62. 年纪大了，肩袖损伤还要做手术吗?

随着我国医学水平的提高、患者对生活质量要求的高，以及医生诊断技术水平的不断提升，肩袖损伤这种疾病的发现比例越来越高。以前大家并没有重视肩袖损伤，都把它当作肩周炎一类的疾病。其实肩袖损伤和骨折一样，需要根据患者的情况来判断是否需要治疗，比如是否需要手术、是否需要固定等。

对于年龄较大的患者来说，肩袖损伤出现后是否需要手术是一个需要考虑的问题。通常我们会根据患者的年龄、病因、活动水平和临床症状来做决定。如果患者年龄比较大，肩袖撕裂范围较小，骨刺和关节磨损也不严重，那么可以考虑采用保守治疗。但是对于年龄较小的患者，如果肩袖撕裂较大，甚至出现肩袖萎缩，撕裂后还会导致肌肉和肩袖自身的变性，如果不及时手术修复，效果会更差。

除了年龄和病因，患者的活动水平和临床症状也是决定是否需要手术治疗的重要因素。对于轻度的肩袖损伤，肌肉和肌腱可能仅仅是长期劳损引起的疲劳，对患者的生活水平没有太大影响，这种情况下是不需要手术治疗的。一般情况下，固定后休息3～4周就可以痊愈。

患者的个人要求也是需要考虑的因素。一些年龄大的患者可能比较保守，不愿意花费过多的钱进行手术治疗。他们可能觉得自己已经老了，身体素质也不如以前了，不想承受手术的痛苦。同时，他们也会考虑到自己的子女，不想让他们担心。因此，他们更倾向于不接受手术治疗。但是对于身体素质好、思想开明的年长患者来说，他们可能更愿意尝试手术治疗。

最后，急性和慢性也是决定手术时机的重要因素。如果患者是急性、创伤性的肩袖撕裂，建议尽早手术治疗。对于65岁以下的慢性肩袖撕裂，如果撕裂范围较大，超过1cm，并且肩袖肌肉没有萎缩，关节软骨状况良好，也建议尽早进行手术治疗。

但如果撕裂较小，撕裂程度不严重，或者是年龄较大的患者，功能要求较低，撕裂严重并伴有肌肉萎缩、脂肪浸润和关节软骨损伤，这时可以考虑保守治疗。

总之，肩袖损伤的治疗需要考虑患者的年龄、病因、活动水平和临床症状等因素。对于急性和严重的肩袖损伤，推荐尽早手术治疗，而一些轻度的损伤可以通过保守治疗得到缓解。同时，患者的个人要求和思想也会对治疗方案产生影响。

63. 如何治疗肩周炎?

肩周炎是一种常见的肩部疾病，治疗方法主要采用保守治疗。病程不同，治疗方法也不尽相同。

在急性期，患者通常会经历阵发性或持续性的剧痛，尤其是夜间更为严重，导致夜不能寐。当肩部受到牵拉或撞击时，疼痛会进一步加剧，并可能扩散至颈部和肘部。在这个时期，治疗的重点是舒筋活血、解痉镇痛，并减少肩部运动，避免过度活动。理疗、针灸、适度的推拿按摩以及热敷等物理疗法能够改善疼痛症状。此外，体外冲击波（ESWT）治疗也可以加快症状的改善。

如果疼痛持续且影响夜间休息，患者可以服用非甾体抗炎药。在疼痛点局限的情况下，可以进行局部注射糖皮质激素或透明质酸钠等药物，以缓解疼痛、减轻症状。

进入慢性期，疼痛会逐渐减轻或消失，但肩关节的活动范围受到限制、功能丧失，严重影响日常生活。此时，治疗的重点是松解粘连，以恢复肩关节的活动度。

当进入恢复期，也就是自愈时期，疼痛基本消失，肩关节的运动逐渐恢复。然而，这个病程通常需要持续一到两年之久，在此期间，患者需要不间断地进行肩关节运动锻炼，以防止肌肉萎缩。因此，积极配合治疗，并进行合理的功能训练是治疗肩周炎的关键。无论病程长短，症状轻重，每天都应该进行肩关节的主动活动，但要注意不要引起剧痛。除了局部治疗外，对于由肩外因素引起的肩周炎，还需要对原发病进行治疗。

在一些严重症状不缓解的情况下，手术治疗是一个选择。其中肩关节松解术是常见的手术方式，其目的是改善关节功能，恢复肩关节的活动度。一般适用于症状较重并且非手术治疗 6 个月以上无效的患者。

此外，还有一些居家训练方法可以帮助患者缓解肩周炎。例如，爬墙运动法，患者在肩关节外展达到 45° 时，面对墙壁用双手或单手缓慢向上，使上肢尽量上举，然后再缓慢退下至原点，反复进行。

搓澡训练法是在肩肱关节后伸达 30° 时，健侧上肢在上，患侧下，双手在背后拉住一条毛巾进行拉伸。水平内收、外展运动，则是当肩关节上举达 90° 时，双十指交扣，掌心紧贴后脑勺，先向外扩展双臂，使肘部远离头面部，再向内收，使上臂贴近头面部。

通过这些治疗方法，可以帮助患者缓解肩周炎的症状，恢复肩关节的功能。

64. 肩周炎也有要手术的时候吗?

肩周炎一般都是些顽固疾病,天气转变就会复发。很多肩周炎的治疗方法都只是短暂式的,很难得到彻底治愈,继续发展下去就会成为严重肩周炎。那么,严重肩周炎需要进行手术吗?

大多数严重肩周炎患者是不需要手术的,只有大约 15% 的患者最终需要手术,其中包括:顽固性冻结肩、巨大肩袖撕裂、关节盂唇的撕裂、严重的肩峰撞击综合征、肱二头肌长头肌腱反复炎症卡压等。通常认为,在下列情况下的严重肩周炎可以考虑手术治疗:

① 肩周炎经过 6 个月以上正规治疗,包括药物、理疗、体疗、按摩、封闭疗法等各种方法,肩关节功能障碍无明显改善者。

② 肩部持续性顽固疼痛,特别是夜间持续疼痛而不能入睡,严重影响睡眠,影响日常生活和工作,时间超过 6 个月者。

③ X 线平片上可见肩峰和肱骨大结节密度减低或囊性改变,肩关节造影可见关节囊明显缩小者。

④ 肩关节挛缩状态严重，活动范围上举角度小于 120°、旋转角度小于 150° 者。

⑤ 磁共振检查明确有肩袖撕裂并影响功能活动者；有关节盂唇的撕裂并出现肩关节不稳定表现者。

目前的手术主要包括开放手术和关节镜微创手术。随着近年来关节镜微创外科技术和设备的进步，关节镜下松解逐渐成为治疗肩周炎的主要手段，取得非常好的临床效果。肩周炎关节镜下松解术主要包括切除肩袖间隙处的炎症滑膜、关节囊 360° 松解、肩胛下肌腱 270° 松解、喙肱韧带松解等，术后对于缓解肩周炎疼痛和恢复关节活动度具有明显疗效。

肩关节疾病的一个重要特点是，术后需要进行系统的康复性训练。严重肩周炎针对不同手术内容，都有相应的康复方案。一般的康复期都在 3～6 个月。所有的肩周炎患者进行手术治疗之后，都要辅助以科学的康复锻炼，才能取得良好的治疗效果。

65. 肩膀脱位严重吗？可以自行处理吗？如何处理才是正确的？

肩膀脱位是一种常见的运动损伤，通常是由于剧烈运动或意外事故导致的。当肩膀脱位时，肩关节失去了正常的对合关系，可能会导致疼痛、肿胀和活动受限等症状。

（1）肩膀脱位的严重性　肩膀脱位的发生率较高，且多数为前脱位。在严重的前脱位时，可能会损伤神经和血管，导致手臂麻木、肌肉萎缩和缺血性坏死等严重后果。因此，不可轻视肩膀脱位，必须及时诊断和治疗。

（2）肩膀脱位的自行处理方法　在肩膀脱位的初期，患者可以通过以下方法进行自行处理：

① 休息，停止剧烈运动或活动，避免进一步损伤。

② 冷敷，在肩膀周围放置冰袋，每次持续15~20分钟，每2~3小时一次。

③ 抬高，将受伤的胳膊抬高，以减轻肿胀和疼痛。

④ 药物治疗，口服或外用消炎镇痛药，以缓解疼痛和肿胀。

在进行自行处理后，患者应该及时就医，接受专业医生的诊断和治疗。

（3）肩膀脱位的正确处理方式　在医生的指导下，肩膀脱位的正确处理方式如下：

① 手法复位，在医生的帮助下进行手法复位。复位后，肩关节应能够恢复正常的对合关系。

② 固定，使用绷带、吊带或其他固定装置将肩关节固定，以保持复位后的位置。

③ 固定时间，一般为 2～4 周。

④ 功能锻炼，在医生的指导下进行适当的康复训练，逐渐恢复肩关节的功能。

⑤ 手术治疗，对于严重的肩膀脱位或伴有骨折等其他损伤的患者，可能需要进行手术治疗。

肩膀脱位后，为了预防再次发生，患者需要注意以下几点。遵循医生的建议和治疗方案，包括手法复位、固定、功能锻炼和药物治疗等。充分休息和避免剧烈运动，尤其是在康复期间，以避免再次受伤。增加肩部肌肉的锻炼，例如进行适量的肩部力量训练和稳定性训练，以增强肩关节的稳定性。改变运动方式和姿势，避免过度外展、外旋等动作，如穿衣伸袖、举臂晾晒衣服等，以减少肩部受伤的风险。注意自我保护，避免在危险的环境中进行运动或活动，如驾驶、打球等。保持正确的姿势和体态，并尽量避免长时间维持同一姿势，例如长时间使用电脑或手机等，应定时休息与活动肩关节。这是保持肩关节健康的重要措施。

肩膀脱位是一种常见的运动损伤，患者在遇到这种情况时应该及时就医，接受专业医生的诊断和治疗。自行处理虽然可以缓解症状，但不能取代专业医生的治疗。只有通过正确的处理方式，才能加快肩关节的恢复，减少后遗症的发生。同时，加强肩部肌肉的锻炼和做好预防措施，也是减少肩膀脱位发生的关键。

66. 肩关节脱位一定要进行手术治疗吗？

肩关节脱位是否需要进行手术治疗，需考虑很多方面，如致伤原因（低能量损伤、高能量损伤）、脱位持续时间，以及是否有反复脱位、是否有其他合并症（肩关节周围骨折、血管损伤及神经损伤、患者年龄、基础状态及对于手术的耐受情况）。一般来说，大多数肩关节首次脱位可以采用手法复位和固定等非手术治疗方式，而不需要进行手术治疗。但是，对于某些严重的肩关节脱位或伴有其他损伤的情况，手术治疗可能是必要的（图 3-14）。

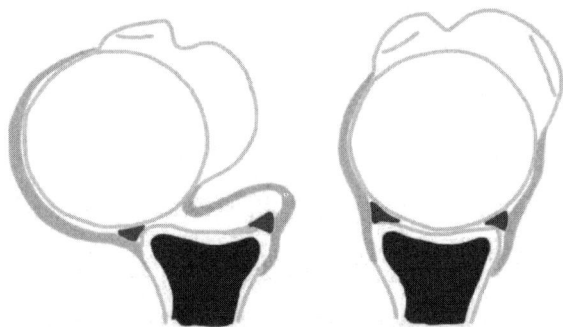

图 3-14　如何做到从左到右的转变

对于习惯性肩关节脱位的患者，手术治疗是必要的。这种患者往往有肩关节的松弛和不稳定，手法复位和固定等非手术治疗方式可能无法有效防止脱位的复发。手术治疗可以通过修复肩关节囊和肩袖等结构，可加强肩关节的稳定性，减少复发。

对于严重的肩关节脱位，如合并有肩胛骨骨折、臂丛神经损伤、血管损伤等严重损伤的患者，手术治疗是必要的。手术治疗可以复位和固定肩胛骨骨折、修复臂丛神经和血管等损伤，恢复肩关节的正常结构和功能。

对于一些特殊类型的肩关节脱位，如复发性肩关节脱位、多方向不稳定肩关节脱位等，手术治疗也是重要的治疗手段。

肩关节脱位后，手术治疗可以有效地恢复关节的稳定性。通过手术修复肩盂和肩胛骨的骨折，可以恢复肩关节的正常解剖结构，减少再次脱位的可能性。与非手术治疗相比，手术治疗可以更好地稳定关节，减少复发率和并发症。肩关节脱位往往伴随着剧烈的疼痛，手术治疗可以有效地减轻疼痛。手术修复可以恢复肩关节的正常解剖结构，消除骨折端对周围神经和软组织的刺激，从而减轻疼痛。此外，术后可以使用镇痛药物和镇痛技术来控制疼痛。

手术治疗有很多好处，包括恢复关节稳定性、减轻疼痛、促进运动功能恢复、减少并发症和提高生活质量等。当然，手术治疗也需要根据患者的具体情况来决定，需要医生进行全面的评估和决策。

肩关节脱位是否需要进行手术治疗，需要根据患者的具体情况进行评估和决策。对于大多数肩关节脱位的患者，手法复位和固定等非手术治疗方式可以取得较好的效果。但是，对于严重肩关节脱位或伴有其他损伤的患者，以及习惯性肩关节脱位的患者，手术治疗可能是必要的，需要在医生的指导下确定治疗方案。同时，在日常生活中，加强肩部肌肉的锻炼、注意自我保护和保持正确的姿势等预防措施也是减少肩关节脱位的重要措施。

67. 如何治疗习惯性关节脱位?

肩关节脱位是指肩胛骨关节盂与肱骨头之间的移位，根据移位的部位可以分为前脱位和后脱位。习惯性肩关节脱位是指肩关节反复脱位的状况。这是一种慢性疾病，会给患者的日常生活和工作带来很大的影响。因此治疗习惯性肩关节脱位非常重要，可以帮助患者恢复肩关节的稳定性和正常功能。

习惯性肩关节脱位的治疗方法根据病情而定，一般绝大部分习惯性肩关节脱位需手术治疗。但是对于少数轻度的肩关节脱位者，可以通过非手术治疗，如物理疗法、关节保护技术、固定和活动限制等。对于严重的肩关节脱位或非手术治疗无效的患者，需要考虑手术治疗。手术治疗的方法包括关节镜手术和开放手术等。

物理治疗和康复训练是习惯性肩关节脱位的常见非手术治疗方法。通过热敷、冷敷、按摩和运动疗法，可以减轻疼痛，增强肩关节周围肌肉的力量和稳定性。康复训练师可以设计特定的运动方案，帮助患者加强肩胛骨、肩袖肌群等周围肌肉的支持作用，从而减少肩关节脱位的风险。此外，使用支具和矫形器也能提供额外的稳定性和支持。

对于习惯性肩关节脱位，手术可以是一种有效的方法。手术的适应证主要包括重复脱位的次数和严重程度。常见的手术方法包括重建韧带手术和关节镜手术。重建韧带手术通过使用自体组织或人工材料重建肩关节周围的韧带，增加肩关节的稳定性。关节镜手术则通过在肩关节内插入一根薄长的镜子，进行修复和重建肩袖、肩关节囊等结构，以恢复肩关节的稳定性。术后，患者需要进行康复训练，以加强肌肉力量和范围。

除了治疗方法外，患者还需要注意一些生活方式和日常护理。首先，要注意关节保护，避免过度运动和剧烈活动，以免再次引发肩关节脱位。其次，合理安排工作和休息时间，避免长时间保持同一姿势，尤其是对于需要频繁使用肩部的人群。此外，加强肌肉锻炼也非常重要，可以通过定期进行肩部和上肢的力量训练，增强关节的稳定性。最后，饮食健康，补充适当的营养素，有助于肌肉和韧带的修复和增强。

预防习惯性肩关节脱位的关键在于避免肩关节受伤和扭伤。为此，建议注意以下几点：首先，遵循正确的姿势和运动技巧，在进行活动时保持正确的肩部姿势，避免不正确的运动姿势和动作。其次，定期进行身体检查和关节功能评估，及时发现和处理潜在的关节问题。最后，如果发现关节不稳定或有相关症状，应及时就医，接受专业的诊断和治疗。

早期诊断和治疗对于习惯性肩关节脱位的康复至关重要。因此，我们应该注重健康的生活方式和预防措施，保护和维护肩关节的健康。

68. 如何治疗肩峰撞击综合征?

治疗肩峰撞击综合征首选保守治疗。对于一期至二期的撞击，仅在保守治疗 6 个月无效后才选择手术。先行肩峰下减压治疗，如肩峰下滑囊切除、喙肩韧带的松解、肩峰前下缘的切除［肩峰成形（图 3-15）］。三期的撞击才选择肩袖修复手术。

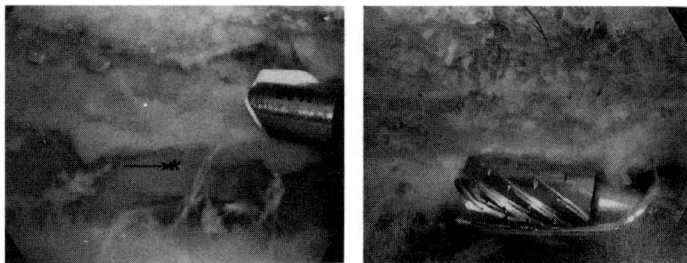

图 3-15　肩峰成形术前后对比

非手术治疗是肩峰撞击综合征的常用治疗方法，主要包括以下几种方法。① 药物治疗，患者可口服或外用药物，以缓解疼痛和消炎。② 物理治疗，如热敷、冷敷、电疗等，以促进局部血液循环、缓解疼痛和加速康复。③ 手法治疗，如按摩、推拿等，以缓解肌肉紧张和疼痛。④ 运动治疗，如肩部肌肉锻炼、拉伸等，可增强肩部肌肉力量和灵活性。

非手术治疗一般适用于症状较轻的患者，通过上述治疗方法，大多数患者的症状可以得到缓解和控制。

对于症状严重、非手术治疗无效的患者，可能需要手术治疗。手术治疗的主要目的是减轻肩峰撞击、修复肩袖损伤等。手术方法有多种，如肩峰减压术、肩袖修复术等，医生会根据患者的具体情况选择合适的手术方法。

在接受治疗后，患者需要进行康复训练，以恢复肩部肌肉的力量和灵活性。同时，预防肩峰撞击综合征的发生也非常重要，患者应该注意以下几点：保持肩部保暖，避免肩部受凉，预防肩周炎等肩部疾病；加强肩部肌肉锻炼，增强肩部肌肉力量和肩关节灵活性，减少肩峰撞击的发生；保持正确姿势，保持正确的坐姿和站姿，避免长时间保持同一种姿势，减少肩部负担；避免过度使用肩部，减少提重物等需要过度使用肩部的活动。

在治疗肩峰撞击综合征的过程中，患者需要注意以下事项。① 遵循医生的建议：接受治疗的患者应该严格按照医生的建议进行治疗，如有疑问，应及时向医生咨询。② 避免自行用药：不要自行购买和使用药物，以免加重病情或产生不良反应。③ 定期复查：在治疗过程中，患者需要定期到医院进行复查，以便及时调整治疗方案。④ 注意饮食：患者应该保持良好的饮食习惯，避免食用刺激性食物和烟酒等不良习惯。

肩峰撞击综合征的治疗需要综合考虑患者的具体情况，选择适当的治疗方法。患者应该注意保持良好的生活习惯和注意康复预防，减少肩峰撞击的发生。同时，定期到医院进行复查和咨询，以便及时调整治疗方案，取得更好的治疗效果。

69. 年纪轻轻，摸不到后背怎么办?

在我们的日常生活中，许多年轻人的手摸不到后背，或者只要摸背肩膀就疼痛难忍，甚至肩膀连做一些基本的抬手、上举都很困难。还有一些人虽然两只手都可以摸背，但两只手却有较大差距，给日常生活带来很多困扰。因此针对这类人群我们应该怎么去解决这些问题呢?

（1）肩胛骨针对性训练　针对于肩胛骨，可以尝试放松牵拉胸小肌，调整坐姿，加强菱形肌以及中、下斜方肌。

① 牵拉胸小肌（图3-16）：手抵住墙壁或门框，手肘高于肩关节，腹部收紧，背部挺直。慢慢弯曲另一侧腿，带动上半身向前、向下慢慢倾斜，从而拉伸胸小肌。每组10～30秒，每天3组。

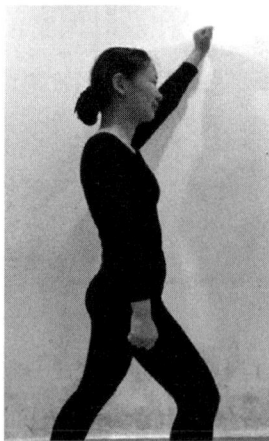

图 3-16　牵拉胸小肌

② 菱形肌训练（图 3-17）：训练菱形肌可以进行坐式划船运动。可坐在凳上，两腿前伸，稍屈膝，脚掌抵住前方踏板，两臂自然伸直，肩关节放松，上体前屈。做动作时背部肌群收缩用力，使两臂屈肘贴身向胸腹部拉引，肩胛骨向脊柱靠拢，紧收背部肌肉，停留 1～2 秒，沿原路线返回，充分伸展背部肌肉，然后再继续进行。注意上拉时腰要收紧，上体尽量不摇动，以保持平衡；每组 12～15个，每天 4 组。

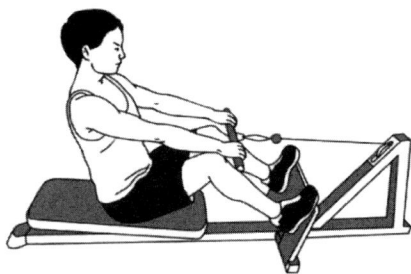

图 3-17 菱形肌训练

③ 肩胛骨后拉练习（图 3-18）：脊柱直立、头颈端正，肩膀后展下沉。呼气时，头颈向左侧屈、左耳找左肩，拉伸颈部，保持 15～30 秒，在另一侧重复这个动作。每一侧重复 2～4 次。

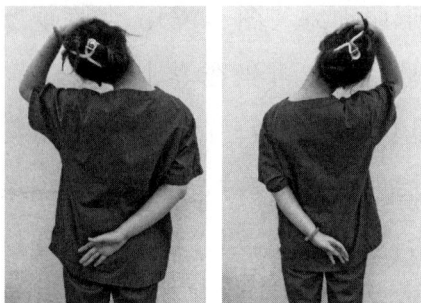

图 3-18 肩胛骨后拉练习

（2）**肩关节针对性训练** 针对肩关节，我们可以尝试放松关节囊以及冈下肌和小圆肌，提升内旋活动度。

筋膜球放松冈下肌和小圆肌（图 3-19）：找到腋下靠后接近肩胛骨的肌肉，靠墙或躺在健身垫上压住筋膜球，做左右上下来回滚动并持续 1 分钟，此为 1 组，每天做 4 组。

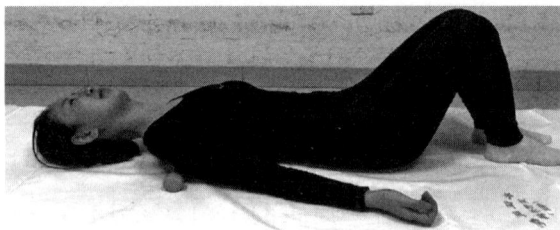

图 3-19 筋膜球放松冈下肌和小圆肌

当然上述锻炼只能暂时缓解症状。如果需要进一步治疗，还需要到医院进一步检查，以明确诊断，彻底治疗。

70.经常按摩对肩关节疾病有用吗?

肩周炎是一种常见的肩关节疾病。长期受凉或频繁提拉重物等原因可能导致肩周炎的发生。肩周炎表现为肩关节及周围的疼痛、僵硬和活动受限等症状，严重影响了患者的正常生活和工作。对于肩周炎患者来说，适当按摩患处可以改善不适症状，起到一定的作用，但并不能完全治愈疾病。因此，建议患者在医生的指导下，结合其他治疗方式来控制病情。

按摩作为一种治疗肩周炎的方法，具有舒筋活络、松解粘连、改善局部血液循环等作用。通过按摩，可以减轻关节疼痛、改善关节功能、恢复正常的肩部活动。按摩的方法包括按、压、揉、滚、掐、捏、擦、搓、弹、叩、捶、拍等，以及一些特殊的关节松解粘连运动。这些方法可以加快局部血液循环，有助于缓解肩部疼痛感（图 3-20）。

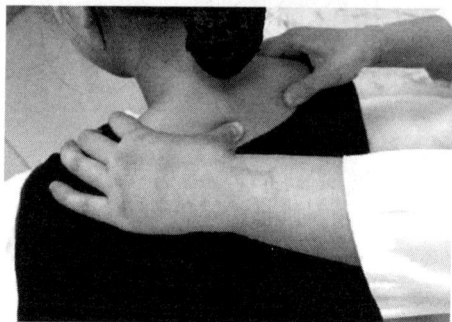

图 3-20　肩关节按摩

然而，单纯的按摩并不能彻底治愈肩周炎，还需要结合其他治疗措施。肩周炎患者可以在医生的帮助下尝试针灸、艾灸、红光照射等疗法，或是口服一些中药如桃红四物汤、乌头汤等，以起到活血化瘀、疏通经络、镇痛等作用。同时，保持肩部的保暖，避免受凉刺激，也不要过早负重，以免加重症状。在进行按摩和其他治疗时，患者不应该自行操作，而应该遵循医生的建议，以免造成不正确的操作，导致损伤加重或疼痛、僵硬等症状的恶化。综合治疗措施的配合将更有助于患者恢复健康。

虽然按摩无法根治肩周炎，但与其他疗法配

合，能减轻症状、提高肩部功能，提升生活质量。因此，肩周炎患者可在医生的指导下进行肩部按摩，以促进局部血液循环，缓解疼痛感，同时辅以其他治疗手段，以达到更好的疗效。

第四部分
康 复 篇

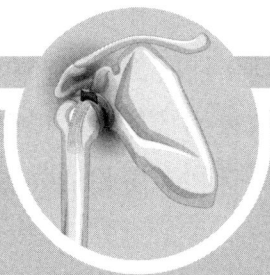

71. 哪些手术后必须要佩戴肩关节外展枕? 肩关节外展枕如何佩戴才是正确的? 为什么睡觉也要戴?

（1）肩关节外展枕（图 4-1）是为了能让肩关节在睡眠状态下依然保持外展姿势而设计的专用枕头。肩关节外展枕的主要作用是固定肩关节,使肩关节角度始终保持在外展 30°～45° 位。这种状态下肩关节处于肌肉放松的功能位,损伤的软组织可以保持低张力,从而有利于肩关节损伤或术后的功能康复和组织愈合。

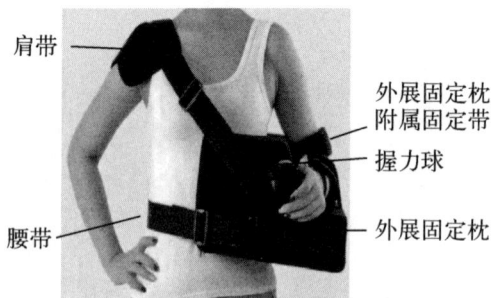

图 4-1 肩关节外展枕

事实上，肩关节外展枕在肩关节损伤和术后的康复中应用广泛，例如肩关节脱位、肩关节周围肌腱、韧带损伤和术后固定、肩袖损伤和术后固定、肱骨骨折及术后固定、肩锁关节脱位及术后固定、肩关节置换术后固定都可以使用肩关节外展枕。

（2）佩戴方法（图4-2）

① 将肩关节外展枕置于腰部合适位置，并用腰带固定。使前臂、肩部能够放松地放在外展枕上，保持肩关节处于30°～45°的外展角度，同时根据外展枕前部宽、后部窄的设计，使肩关节处于0°～10°的外旋角度。

② 使用外展枕肘托上的绑带固定前臂，然后可以在家人的帮助下固定肩带，使整个肩关节外展枕

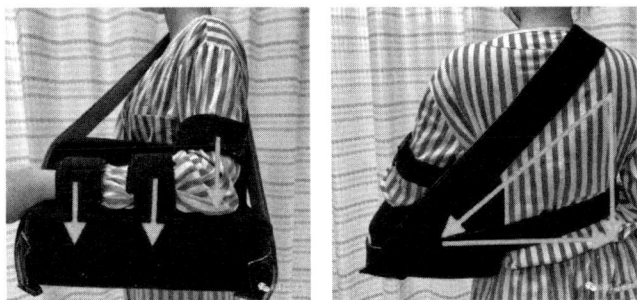

图4-2　肩关节外展枕的佩戴

稳固在身体正侧方。

③ 检查肩关节外展枕的位置。外展枕放在身体正侧方位置最佳，不要偏前或偏后；其高度要以恰好能让前臂轻松放在肘托上为宜，不能太高也不能太低，使肩部保持在最放松的状态，如果发现佩戴时耸肩说明位置太高，溜肩则说明太低。如果肩关节外展枕位置不佳，应重新佩戴并调整。

为什么睡觉也要佩戴？

肩关节外展枕的核心作用是减轻肩关节周围肌腱张力，其自我修复预计需要 4～6 周的时间。在最初恢复的过程中，我们一般建议在夜间佩戴，目的是防止在熟睡过程中无意识地活动而引起肌腱修复过程的牵拉损害。此外，佩戴肩关节外展枕还可以防止在睡眠翻身过程中使患侧肩膀受压。研究表明，佩戴肩关节外展枕有助于肩关节的快速康复。

72. 肩袖损伤术后如何进行康复训练？

肩袖损伤目前多利用关节镜进行手术治疗。该术式创伤小、恢复快，但手术方法较复杂、手术时间长、难度较高。术后的康复是一个系统而复杂的过程，通过专业的康复训练，可以最大限度地恢复肩关节的功能和力量，提高患者的生活质量。下面来介绍一下肩袖损伤术后如何进行科学的康复训练。

手术当天麻醉结束后，就可以开始进行简单的康复锻炼了。首先，可以自行活动手指和腕关节，有助于促进血液循环，避免血栓的发生。当卧床休息时，可以在术侧的手臂下面垫一块软枕，这样可以有效减轻疼痛。

接下来，可以主动进行张手握拳练习（图4-3）。慢慢地将手掌张开，保持2s，然后用力握紧手掌，同样保持2s。在不感到疼痛的情况下，反复进行这个动作。这个练习可以促进患肢的血液循环，避免长期制动导致深静脉血栓的发生。

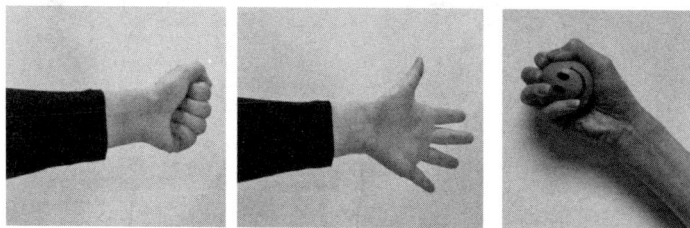

图4-3 张手握拳练习

术后第三天，可以进行钟摆练习（图4-4）。站在地面上，弯腰使身体与地面平行，在三角巾和健康手臂的帮助下，摆动术侧的手臂。刚开始可以只做前后的摆动，然后慢慢地逐渐增加左右的摆动，最后可以尝试画圈的摆动，但是不要超过90°的范围。此外，还可以进行耸肩练习（图4-5），将肩膀尽量提起，保持2秒后放松。还可以进行扩胸和含胸的运动，这有助于锻炼肩关节周围的肌肉。

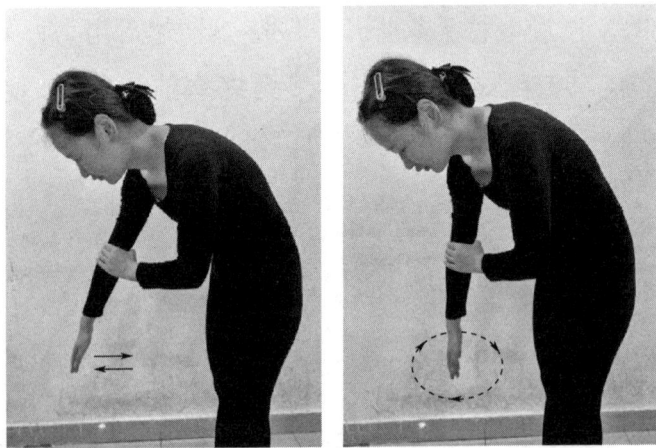

图4-4 钟摆练习

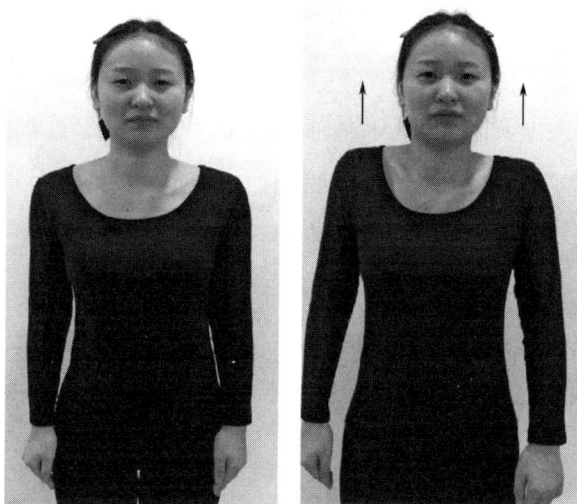

图 4-5 耸肩运动

在锻炼过程中，要循序渐进，不要急于求成。术后早期可以佩戴支具，按照医生的建议进行远端关节的屈伸练习和肌肉的等长收缩练习。

需要注意的是，肩袖损伤术后康复训练必须在医护人员的指导下进行。首先要考虑选择适当的训练时机，这会影响到关节活动度、肌力和功能的恢复。其次要顾及手术修复组织的时间，必须在二者之间找到平衡。

康复训练的第一阶段是术后的 0～6 周。在这个阶段，需要进行各种关节活动练习，比如钟摆运动、手抓握和伸展、前臂和手腕的活动。从术后的第1天开始，可以进行肩关节前屈和体侧外旋运动。在第2周拆线后，可以进行三角肌等张收缩训练。在这个阶段，要严格保护手术修复的肩袖，避免突然运动和频繁活动。睡觉时最好仰卧，穿脱支具要正确。每天进行3～5次被动或助力的关节活动度练习。

第二阶段是术后的7～12周。在这个阶段，可以进行前屈、外展等训练（图4-6），并进行肩部肌肉的等长收缩练习。此外，在日常生活中要保持良好的姿势和习惯，以防出现其他并发症，也有助于康复。

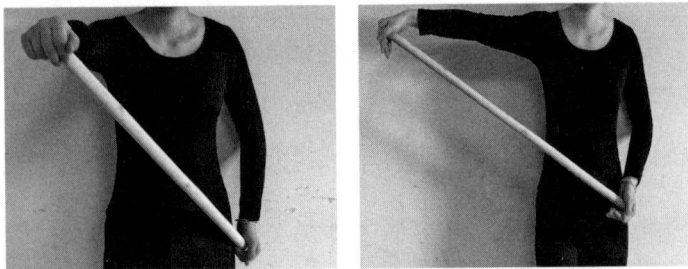

图4-6 前屈和外展活动

第三阶段是术后的约12周。在这个阶段，肩袖已经重建和修复，基本达到了愈合的状态，需要进行强化动作练习。同时，还需要进行力量练习和终末牵拉训练，例如借助桌子或门进行肩关节的牵拉训练（图4-7）。可以进一步增加柔韧性练习，以减少手术创伤和制动所致的后部关节囊和肩袖紧张。

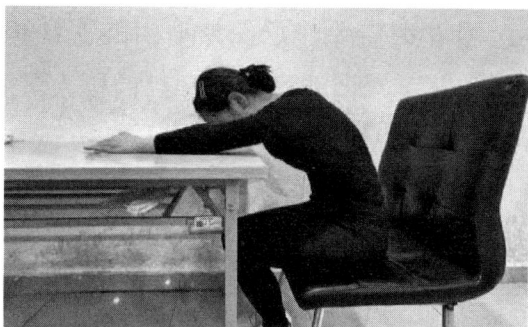

图4-7　前屈坐位牵拉练习

第四阶段一般是在术后21～24周左右。在这个阶段，训练的主要目标是恢复肌力和柔韧性，可以尝试双手过头动作的训练（图4-8）。

总之，在肩袖损伤术后的康复训练中，要根据医生的指导进行，并注意适时进行不同阶段的训练。只有这样才能最大程度地促进康复。在恢

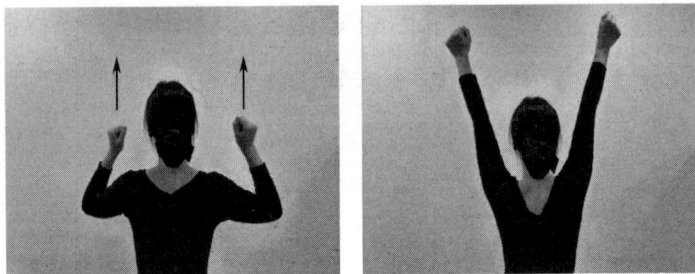

图 4-8　双手过头动作

复期间，患者也需要注意保持适当的饮食和休息，多吃水果和蔬菜，调节维生素和钙的摄入，同时避免过度活动，以免影响恢复效果。

73. 肩袖损伤的康复需要多长时间?

肩袖损伤通常需要手术治疗。手术治疗是一种治疗肩袖损伤的最常用的方式，术后患者需要进行康复治疗，否则会影响到肩袖功能的恢复，加重患者的痛苦。肩袖损伤术后康复时间取决于肩袖损伤的程度、类型、残余肩袖组织的质地以及手术方式、缝合的牢固程度等因素，一般来说需要半年到一年的时间。

术后 1 周，可以开始活动肘关节，在没有保护之下慢慢地屈伸肘关节，但是在练习之后要立即戴上护具进行保护。进行被动关节活动（图 4-9）的练习，需要平躺在床上，去除护具的保护，然后用健侧手或是其他人帮助握住患侧的肘部，慢慢地沿着垂直和水平的方向举起患侧的手臂，尽量不超过 90° 的范围。当上举至感觉疼痛时停下，并保持 1～2 分钟，之后随着恢复的情况，慢慢增加被动活动的角度。

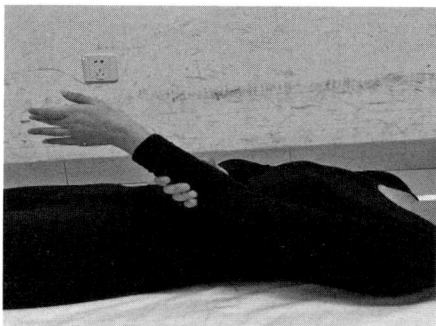

图 4-9 肩关节被动活动

术后 2～3 周，可以开始进行肩关节肌力练习。需要屈肘 90°，将手臂在身体前面和侧面抬起到不会感到疼痛的角度。此时应尽量避免耸肩。当手臂抬起到最高的位置时，保持 2 分钟，然后休息 5 秒，之后继续进行，可以锻炼前平举以及侧平举的功能（图 4-10）。提着重物时，将肩膀耸起到能够忍受的最大限度，保持 2s 后放松。

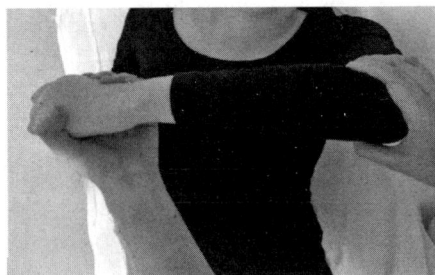

图 4-10　肩关节肌力练习

　　术后的 3～6 周，需要不断强化之前进行的练习。当进行练习时不会感到疼痛或者疲劳时，可以停止以上练习。除了以上练习外，还需要进行内、外旋练习（图 4-11）。此时需平躺在床上，保持患侧肢体曲肘 90°，并将其摆放在外展 45° 的位置。使用健侧的手或在其他人的帮助下握紧患侧的腕部，然后向内和向外两个方向下压患侧手臂，但是角度应控制在 60° 内。当出现疼痛时保持 1～2 分钟后放松。

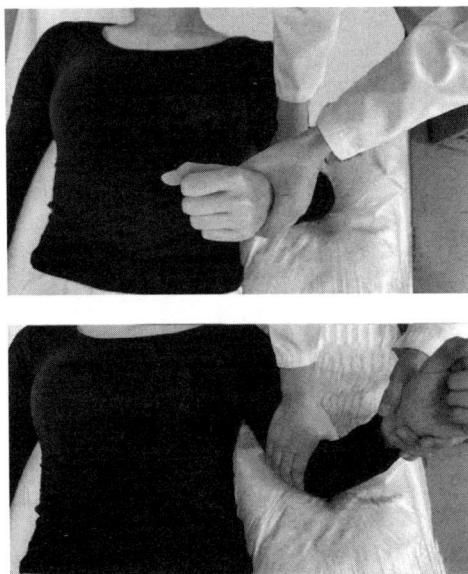

图 4-11 肩关节被动内、外旋练习

　　除此之外，还需要进行抗阻内旋以及抗阻外旋肌力的练习。可以使用一个橡胶弹力带，将橡胶弹力带的一端固定在一个地方，然后用患侧手握住弹力带的另一端。向内或向外侧用力拉紧弹力带，当到了内旋以及外旋的最大角度时保持一定的时间。根据自己的实际情况来调节弹力带的松紧，从而调节阻力的大小。

　　之后应不断地强化这些练习，直到肩关节功

能完全恢复。需要定期到医院进行复查，根据医生的判断来决定是否可以恢复正常的运动或者体力劳动。

74. 肩袖修复术后患者如何进行康复训练?

肩袖修复术后需要循序渐进地进行康复训练，主要有肌肉力量训练、关节活动度训练以及肩关节稳定性训练。在训练的过程当中，注意避免引起肩关节周围剧烈的疼痛。

（1）肌肉力量训练　肩袖撕裂术后早期以制动、休息为主，术后随着麻醉症状的缓解，可以采取等长收缩的方式，不引起肩关节活动的情况下收缩肩关节周围的肌肉，后期再配合等张收缩的方式进行肌肉力量训练，每日不少于 200 次，以不疲劳为主，防止产生肌肉萎缩的问题。

（2）关节活动度训练　肩袖修复术后如果疼痛减轻，可以适当地进行肩关节活动度训练，比如被动牵伸以及主动活动肩关节，防止出现软组织粘连的问题，否则容易导致肩关节活动受限的后遗症，可以进行以下几项锻炼：

① 钟摆运动（见图4-4）：术后第三天可以开始进行，通常采用前倾的姿态，可以在坐位完成，使健侧手托住患侧手的肘关节，使肩关节的压力降低，开展肩关节的圆周运动，通常可以做360°的活动。圆周运动可以进行顺时针的锻炼，也可以进行逆时针的锻炼，锻炼的幅度由小到大，每日不少于200次，以不疲劳为主。

② 爬墙练习：术后第6周可以练习肩关节的前屈和外展的功能，在练习前屈功能时，需要面对墙壁进行站立，把手指搭到墙面上，通过手指向上爬墙，可以练习肩关节的前屈功能和外展的功能。在墙面上做好标记，有利于每天比较锻炼的效果。在这个基础上，也可以通过被动的锻炼来完成，比如肩关节的后伸、外展、上举功能等，每日不少于200次，以不疲劳为主。如果出现局部粘连，也可以通过医生或者是康复师的手法，完成被动锻炼（图4-12）。

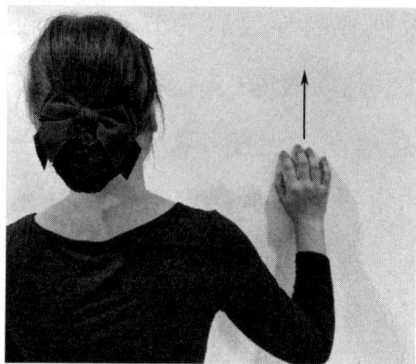

图 4-12　爬墙练习

③ 器械锻炼：术后第八周在被动锻炼的基础上，要尽可能完成主动锻炼，以锻炼肩关节上举的功能，可以通过器械来锻炼，这种抗阻力的锻炼通常是指在肩袖损伤康复期的最后一种锻炼方法。常见的器械训练有拉弹力绳，可以锻炼肩部肌肉力量，也可以选择上举哑铃，锻炼肩关节的上举功能。

（3）肩关节稳定性训练　术后 12 周后，肩袖修复术后期如果肩袖基本恢复，可以开始进行肩关节稳定性训练，比如在上肢负重支撑的情况下进行训练，训练以不疲劳为主，激活肩关节的本体感觉，提高局部的稳定性。

75. 肩袖修复术后粘连严重该如何进行康复锻炼?

肩袖修复术是一种常见的治疗肩袖撕裂的手术，在术后进行适当的康复锻炼对于恢复肩关节功能至关重要。然而，一些患者在术后可能会出现粘连的问题，导致肩关节僵硬、运动不灵活等并发症。下面将介绍肩袖修复术后的康复过程，并重点讲述如何通过康复锻炼来解除粘连问题，提高手术效果和恢复功能。

肩袖修复术是通过缝合或重建肩袖组织来修复撕裂的肩袖。术后的康复过程分为三个阶段：休息、保护和逐渐康复。在逐渐康复阶段，患者可以开始进行一些适当的康复锻炼，以帮助肩关节恢复功能。

术后粘连的常见症状包括肩关节的僵硬、活动困难、疼痛等。因此康复锻炼对于恢复肩袖修复术后功能至关重要。适当的康复锻炼可以增加肩关节的灵活性、力量和稳定性，预防和解除粘连，促进康复。

康复锻炼的方法包括主动运动、被动和牵引等。主动运动是指患者自己主动进行的肩关节运动，如旋转（外旋时可以站在墙角，屈肘 90°，上臂夹于体侧，前臂贴在墙壁后外旋用力推墙壁，保持 5 秒，然后放松，每组 10 次；内旋时可以站在墙拐角或门框，屈肘 90°，前臂贴在墙壁后内旋用力推墙壁，保持 5 秒，然后放松，每组 10 次）、抬举（如手指爬墙）等。被动运动是指通过外力辅助患者进行的肩关节运动，如物理治疗师的手动技术。牵引是通过外力拉伸来减轻肩关节的压力，促进康复。在进行康复锻炼时，患者应在专业人员的指导下遵循个体差异进行，并逐渐增加运动强度，还应注意避免过度使用肩关节。

因此，呼吁术后患者关注康复锻炼的重要性，并尽早在专业人员的科学指导下及时进行系统的康复锻炼，以提高康复效果和恢复功能。只有通过科学的康复锻炼，才能重新获得健康的肩关节，重返活力的生活。

76. 肩袖损伤术后康复可以使用针灸治疗帮助恢复吗？

　　针灸可以促进局部血液循环，缓解肩部疼痛、活动受限等不适症状。因此，肩袖损伤术后的康复阶段的患者可以在医生指导下进行针灸治疗（图4-13）。但针灸治疗肩袖损伤的效果一般比较有限，患者还需要在医生指导下进行药物治疗等综合治疗。针灸主要通过疏通经脉、调和阴阳来起到治疗作用，针灸有以下几点功效和作用：

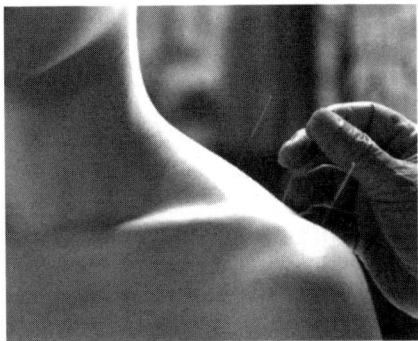

图 4-13　肩关节针灸

　　首先，疏通经络。针灸可以使瘀阻的经络畅通，发挥其正常的生理功能。经络是与脏腑相连的，运行气血是其主要功能之一。如果经络不通畅，就会出现疼痛、麻木、肿胀、瘀斑等症状。针灸能通过选择适当的穴位、运用适当的针刺手法，甚至使用三棱针点刺出血等方法来使经络通畅，让气血正常运行。

其次，调和阴阳。针灸可以帮助机体从阴阳失衡的状态转化为平衡状态，这是针灸治疗的最终目的。针灸通过调节经络的阴阳属性、经穴的配伍、针刺手法等方式来达到调和阴阳的作用。

再次，扶正祛邪。针灸可以增强机体的正气，驱除病邪。疾病的发生、发展和转归实质上是正气与病邪相争的过程。针灸治疗的关键就在于能够发挥其扶正祛邪的作用。

在功能训练的后期阶段，针灸治疗可以帮助通经活络，避免组织粘连，有利于功能恢复。

针灸可以缓解症状，加速恢复，并有利于功能的恢复。但需要注意的是，过度疲劳、精神高度紧张或饥饿的人不适合进行针灸。年老体弱者在接受针灸治疗时应尽量保持卧位，取穴宜少，手法宜轻。对于存在出血性疾病、常有自发性出血或者难以止血的患者，以及皮肤感染、溃疡、瘢痕和肿瘤部位，不适合进行针灸治疗。

77. 耳穴压豆法能用在肩袖修复术后的康复中吗？

耳穴压豆法是耳穴疗法之一。耳穴疗法是中医针灸学的一个重要组成部分，是在耳针的基础上发展起来的一种保健方法。中医认为，人的五脏六腑均可在耳朵上找到相对应的反应点（图4-14），这些反应点就是耳穴。当人生病时，刺激这些反应点可以起到疏通经络、调整脏腑、运行气血、强身健体、防病治病的作用。耳穴压豆法是一种常用于康复治疗肩袖修复术后的方法。这种疗法通过在耳朵上贴上中药王不留行（图4-15）或小绿豆等类似圆球状的物质，并施加适度的压力和按摩动作来刺激耳穴，达到治疗的效果。耳穴压豆法运用广泛，尤其是对于各种慢性疾病、美容养颜以及小儿近视等保健效果不错。它的好处在于可以在空闲的时候随时按压，从而对耳穴起到持续刺激作用。

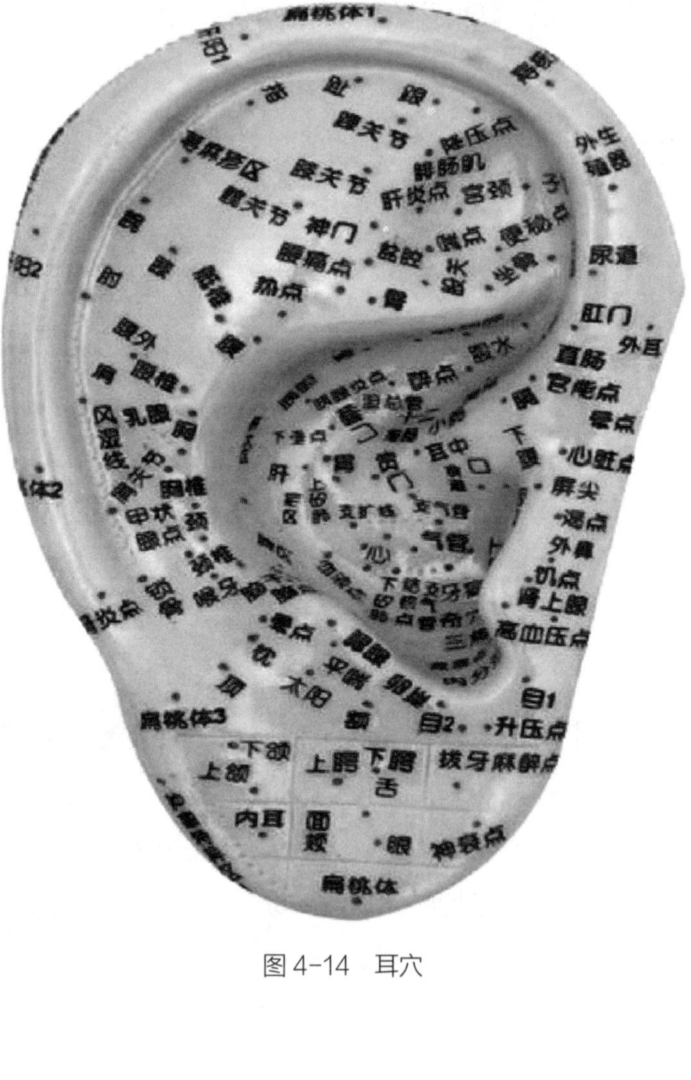
扁桃体1
膝关节
降压点
外生殖器
荨麻疹区
髋关节
神门
腰痛点
尿道
热点
肛门
外耳
直肠
风湿线
乳腺
胸椎
心脏点
屏尖
渴点
外鼻
饥点
肾上腺
高血压点
肝
耳中
口
心
气管
目1
目2
升压点
扁桃体3
太阳
平喘
下颌
上颌
上腭
下腭
舌
拔牙麻醉点
内耳
面颊
眼
扁桃体

图 4-14 耳穴

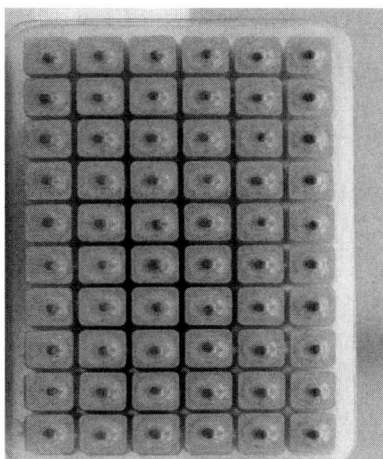

图 4-15 耳穴压豆

耳穴压豆法虽然听起来只是用豆子去压穴位，但其实选择豆子的种类也是有讲究的。一般来说，王不留行是医院常用的选择，因为这种植物种子本身就具有活血通经、消肿止痛的功效。

进行耳穴压豆时，可选择肩、肘、神门等穴位，先用酒精棉球轻擦消毒，左手手指托持耳郭，右手用镊子夹取割好的方块胶布，中心粘上准备好的药豆，对准穴位紧贴其上，并轻轻揉按 3～5 分钟。

在采用耳穴压豆疗法时有什么注意事项呢？

耳穴压豆虽为绿色疗法，但患有严重器质性疾病（如心脏病）及伴重度贫血者，耳郭有湿疹、溃疡、冻疮破溃者不宜采用。除此之外，耳穴压豆要注意防水，胶布湿水后容易脱落；夏天出汗多，贴压耳穴时间不宜过长，建议两天更换 1 次，以防胶布潮湿或皮肤感染；对胶布过敏者，可黏合纸代之；若治疗过程中，耳郭皮肤出现炎症或冻伤者，应及时去除胶布，中止治疗严重者到医院就诊；过度饥饿、疲劳、精神高度紧张、年老体弱者按压宜轻。

78. 肩袖手术后会影响正常生活吗?

肩袖损伤的手术方式有传统开放式手术：在损伤部位切开进行修复，由于切口大、需剥离三角肌，术后恢复较慢，并发症风险高、恢复慢，随着技术的发展现已不多用；切口改良修复手术：是传统开放式手术的改良术式，比传统手术切口更小、更精确、更易恢复、并发症风险低，可作为肩袖撕裂的优选术式；关节镜修复手术：是利用关节镜进行镜下肩袖撕裂的手术治疗，该术式创伤小、恢复快，肩关节镜手术术后肿胀时间短，术后早期就可以进行关节活动，不需要长时间静态制动。肩关节镜术后的恢复时间因个体差异而异，通常在大约两个月后可以自由使用肩关节。

肩袖损伤有很多种不同类型，例如简单型、复杂型，以及韧带损伤等。医生会根据不同情况进行不同范围的处理。一般认为肩袖损伤肩关节镜术后需要大约三个月的康复时间。对于简单肩袖损伤的患者来说，3 个月后就可以恢复正常的生活、工作和学习，而复杂肩袖损伤术后的康复时间可能会更长。

肩袖损伤手术通常需要进行肩关节的松解，缝合撕裂的肩袖组织。缝合后，为了让肌腱与骨能够愈合，通常需要制动 4～8 周。小范围的撕裂至少需要 4 周，而较大的撕裂则需要 6～8 周。在术后的 1～4 周内，患者要在康复师的指导下进行适量的功能锻炼，包括被动的手指、腕关节、肘关节活动，以及被动的钟摆样肩关节活动。但是不宜进行外展活动。4～8 周之后，肌腱和骨组织基本愈合，此时可以进行主动的肩关节各个方向的活动，包括前伸、前屈、后伸、外展、内外旋。需要注意的是，在进行外展活动时，程度不宜太大。8周之后，可以进行全范围的关节功能锻炼。12周之后则可以进行较大负重情况下的功能锻炼。

术后可能出现以下影响：

（1）疼痛 术后可能会出现局部疼痛，尤其是在向后伸展肩关节时可能会有明显的疼痛。

（2）活动受限 术后可能会导致局部僵硬或肌肉紧张等情况，从而影响正常活动。

（3）感染 如果术后没有加强护理和个人卫生，可能会发生感染。一旦出现明显并发症，可能需要住院治疗或进行手术治疗。

除了以上的影响之外，在日常生活和工作中还应注意以下问题：

（1）工作的适应性 术后的初期，可能需要避免举重和高强度活动。对于需要大量使用肩部的职业，可能需要休息一段时间。然而，随着康复的进展，大多数人可以逐渐恢复正常工作和日常生活。

（2）运动和体育活动的限制 术后需要避免剧烈运动和高风险运动，以免再次损伤肩袖。但是，适量低强度的运动，如散步、游泳等对于术后康复是有益的。建议在专业医生的指导下进行适当的运动。

（3）睡眠和姿势的注意事项　术后可能需要避免睡眠时压迫肩部的姿势，可以采用枕头垫高的方法来减少肩部的压力。此外，术后应保持肩关节在正确的姿势，尽量避免长时间处于同一姿势，这对于肩袖手术后的恢复也是重要的。

肩袖手术后对生活的影响因人而异，但大多数人可以逐渐恢复正常生活。康复的重要性不可忽视，遵循医嘱和积极面对生活是关键。根据医生和康复师的指导进行适当的锻炼和护理，以促进康复并减少潜在的并发症发生。

79. 肩袖损伤术后肌肉早期康复的简单方法是什么？

肩袖损伤后，无论是手术治疗或是非手术治疗，术后都应进行系统的康复训练。所有康复训练都应在康复治疗师的指导下进行。整个康复过程分为早期、中期、晚期阶段。着重介绍早期康复的一些简单方法以及简单介绍中后期的康复方法。

正常关节制动 4 周，将发生相当程度挛缩，而受伤关节制动 2 周，就会导致结缔组织纤维融合，关节运动功能丧失，如果肿胀不及时处理，持续超过 1～2 周，就必然会加重局部粘连，限制功能活动。因此，要求患者进行肩部冰敷，以减轻肿胀、提高痛阈，同时主动活动手、腕及肘部，抬高患肢，被动活动肩部以减少粘连。

术后早期康复训练可以制定治疗方案：

（1）第一阶段（术后 0～6 周）　术后 0～3 周内采用肩关节外展支具，外展 45° 体位，不应负重及过分用力。否则将影响组织愈合及功能恢复。外展支具保护时间视疼痛、肌力情况而定。

同时还需要进行肩关节肌肉及活动度的康复训练。

① 划圈、钟摆：健手辅助患侧上肢做前后、左右摆动及顺、逆时针划圈。

② 手、腕、前臂及肘的相邻关节的主动活动练习（图 4-16）：均为 3 次 / 天，5～10 个 / 次。手：抓握。

腕：掌屈、背屈、尺偏、桡偏、环转。前臂：旋前、旋后。肘：屈曲、伸展。

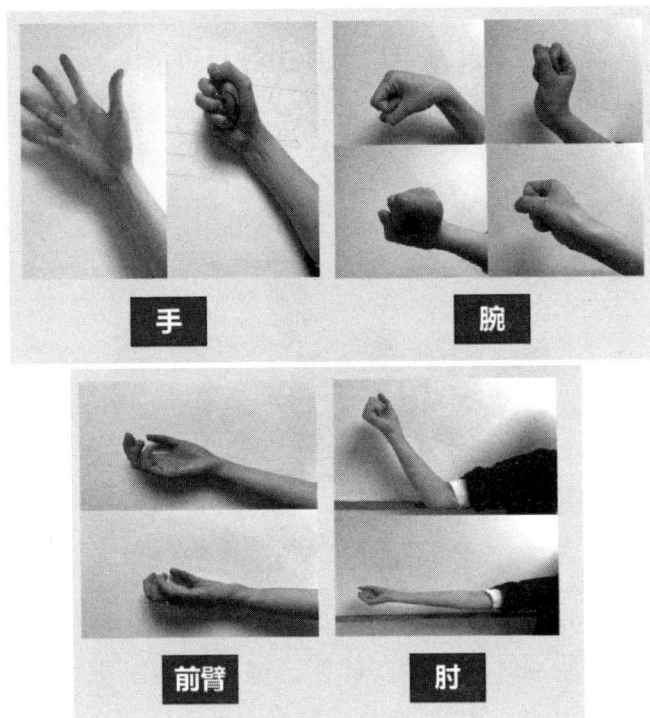

图 4-16 手、腕、前臂及肘的相邻关节的主动活动练习

③ 冷敷痛区：3～6 次 / 天，每次 20～30 分钟。

④ 被动活动练习：术后第 1 天开始被动活动肩关节前屈和体侧外旋，术后第 3～4 天开始被动活

动肩关节外展、内旋及外展外旋。

a. 肩关节前屈（图 4-17）：患者应平卧于床上，伸直患侧上臂，健侧手扶患肢肘部。在患肢不用力的情况下，由健侧手用力使患肢尽可能上举达最大角度，并在该角度保持 1 分钟。

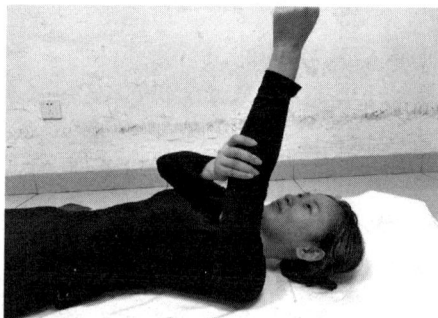

图 4-17　肩关节前屈

b. 肩关节体侧外旋：患者平卧于床上。患侧肘关节屈曲 90° 并紧贴在体侧。健侧手用一根木棒顶住患侧手掌。在维持患侧肘关节紧贴体侧的同时，尽力向外推患侧手，达到最大限度并维持 1 分钟。

c. 肩关节外展：患者应平卧于床上，双手持一木棒于体前，健侧向患侧推，使患侧上肢贴于床面，肩关节展开，达到最大限度并维持 1 分钟。

d. 肩关节外展外旋（图 4-18）：患者应平卧于床上，患侧肘关节屈曲 90°，肘不必紧贴于体侧，患侧肩关节尽可能外展，90° 以内，90° 为最佳，健手和患手均握木棒一端，健手尽力向外推患手，注意上臂不可离开床面，达到最大限度并维持 1 分钟。

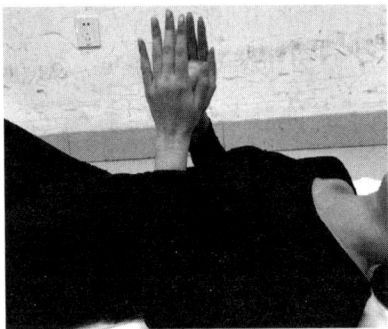

图 4-18 肩关节外展外旋

e. 肩关节内旋（图 4-19）：患者站立位，患肢背在背后，而健侧手背在脑后。两手分别握住一条毛巾的两端。

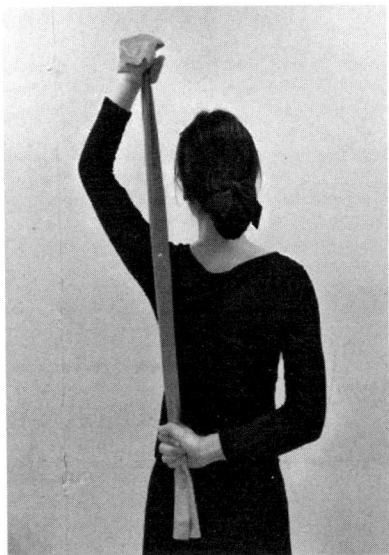

图 4-19 肩关节内旋

在患肢不用力的情况下，由健手通过所握的毛巾尽力将患手向上拉，达到最大限度并维持2分钟。

⑤ 术后2周拆线后进行三角肌等长收缩训练（图4-20）：分别锻炼前、中、后部，每天3次，每次5~10组。患者平卧床上，患侧手握拳，肘关节屈曲90°，腋下夹一卷毛巾。在保持身体、肩关节、上肢位置不动的前提下，进行前方、外侧、后侧的抵抗训练，抵抗物可为床、健手或墙面等。

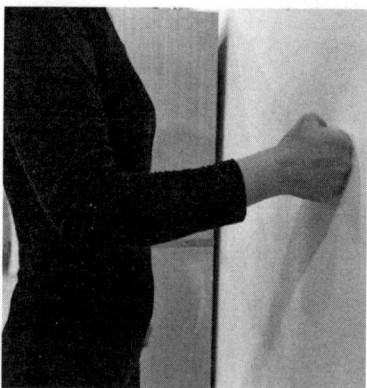

图4-20 三角肌等长收缩训练

（2）第二阶段（术后7~12周） 去除肩关节外固定支具后进行主动辅助关节活动训练，如：滑轮练习、爬肩梯练习等。利用棍棒等进行肩关节主动助力训练，增加肩关节活动范围。继续进行肩部肌肉等长收缩练习，如三角肌等长收缩训练等。进行日常生活活动训练，如梳头、洗澡等动作。但是应该注意，在训练前先热敷，待肌肉放松后开始训练，必要时训练后冷敷。

（3）第三阶段（术后 12 周后）　除继续之前的各项训练之外，可利用桌子、门等加强肌肉的各向牵拉，以及利用弹力带、哑铃、等速肌力测试仪等进行各方向力量练习。

80. 肩袖损伤术后两周软化瘢痕的方法有哪些?

人体受损后，组织具备自我修复的能力。比如，皮肤受伤时，附近的细胞会开始增殖并修复损伤。然而，每个人的身体状况和皮肤修复功能不同，所以瘢痕的情况也不尽相同。有些人的皮肤可以恢复如初，而有些人则会留下"痕迹"，即瘢痕。此外，根据患者是否属于瘢痕体质，肩袖损伤术后的软化瘢痕可以采取不同的恢复方法。

在术后两周内，伤口瘢痕一般可以通过日常护理、外用药物和激光治疗等方法来治疗，达到软化瘢痕的效果。

首先，日常护理非常重要。患者应该注意好皮肤的护理，不要随意使用护肤品，以免引发其他不良反应。选择温和性的护肤产品，并注意饮食，以清淡为主，少吃含有色素的食物。受伤后，受伤的细胞会增殖修复，如果摄入大量含有色素的食物，可能导致色素在修复部位堆积，使皮肤颜色变深。瘢痕修复后，难免会有皮肤疼痛的感觉，这时患者需要及时进行心理调整和控制。不要用手按摩瘢痕，以免感染和引发不良反应。保持瘢痕清洁，还要避免吸烟、饮酒，不要吃辛辣等刺激性食物，不要吃油炸食品，注意休息，让皮肤得到充分的恢复。

其次，外用药物也是一种常见的治疗方法。在医生的指导下，可以使用祛疤膏、积雪苷霜软膏、重组人工生长因子凝胶等药物，以达到修复瘢痕的效果。如果患者不属于瘢痕体质，可以使用局部外擦百多邦软膏、喜疗妥软膏，并用手掌在洗完之后按摩瘢痕区域，每次按摩约10分钟，每天按摩几次。

另外，激光治疗也是一种常用的治疗方法。激光利用仪器产生的特殊光束照射在皮肤上，能够刺激皮下胶原蛋白的生成，有助于瘢痕的修复。结合局部按摩、热敷、红光照射、理疗等方法，可以改善周围血液循环，促进瘢痕组织的软化和自行吸收。大部分患者可以取得良好的恢复效果。然而，如果患者属于瘢痕体质，仅通过局部理疗可能无法完全消除瘢痕组织。必要时，可以通过手术切除突出于体表的瘢痕，并采用皮内缝合的方法，以达到完全修复瘢痕的效果。激光灼烧、液氮冷冻等方法也可以促使瘢痕组织发生蛋白变性，从而自行吸收和消失。光子嫩肤也是一种治疗方法，其安全性较高。

总之，在肩袖损伤术后两周，软化瘢痕的方法包括日常护理、外用药物以及激光、超声波等物理治疗手段。通过正确的护理、科学的治疗和坚持不懈的努力，帮助伤口瘢痕更好地恢复。

81. 肩袖损伤术后一个月还是感觉肩部有疼痛感，是正常现象吗？

肩袖损伤术后一个月疼痛可能是由于局部损伤没有完全恢复所致。也不排除有炎症的可能性，少数可能是一些肌肉受损引起的，最好是去医院复查一下，平时也可以外用一些活血通络的药膏。患者需要静养休息一个月左右后逐渐活动锻炼，开始要适度，逐渐增加运动量，活动前后疼痛肿胀属于正常，可以进行局部热敷。

如果患者的病情比较严重，手术的难度比较大，手术的时间比较长，对身体的损伤也比较大，此时可能会出现伤口部位疼痛的症状。一般需要及时就医，听从医生的安排。

如果患者在术后不注意伤口部位的护理，可能会使伤口部位受到细菌的感染，从而出现伤口部位疼痛的现象，甚至会伴有伤口发红、伤口流脓等症状。建议患者在日常生活中，保持伤口部位的清洁与干燥，避免经常用手去触摸局部皮肤，以免加重疼痛的症状。肩袖损伤术后一个月，如果疼痛难忍，多考虑是伤口未完全恢复引起的，但也可能是炎症刺激引起的，可以根据具体原因进行针对性治疗。

（1）伤口未完全恢复 肩袖损伤术后没有完全恢复，可能会出现疼痛现象。如果没有伴随出现其他不适症状，比如红肿、流脓等，可以在医生的指导下，服用依托考昔、塞来昔布胶囊等非甾体抗炎镇痛药物，以减轻疼痛症状。

（2）炎症刺激 术后没有做好护理工作，可能会导致手术切口感染，产生炎症反应，出现疼痛、发热等症状。可以遵医嘱使用抗炎镇痛类药物，以减轻感染、缓解疼痛症状。如果体温没有超过38.5℃，可以用温热的湿毛巾擦拭腋下、腹股沟等部位，降低身体温度。或者用冰袋物理降温，将冰袋放置于腋窝下20分钟。并及时联系医生到门诊复诊。

手术治疗后要卧床休息，保持睡眠充足，避免疲劳。保持良好的睡眠习惯对伤口也是一个重要的恢复步骤。此外，患者还需要根据自己的身体状况，对是否出现伤口疼痛进行自我判断，孟使用时采取措施。通过这些方法，可以帮助自己保持一个良好的恢复状态。

82. 老年人肩袖巨大撕裂修复术后早期的注意事项有哪些?

手术已完成,那我们就该思考术后恢复情况了,特别是巨大肩袖修复术后的老年人,具体怎么恢复,有什么讲究。这些注意事项对于年纪较大的患者来说非常重要,下面让我们深入了解一下吧。

(1)避免过早受力活动 术后的前 3 个月内,避免搬、提、扛、拉重物等活动。不要参加对抗性体育运动,也不要进行需要反复活动肩关节的动作,以免加重肩关节的负担。避免肩关节局部肿胀、疼痛的加重。患者可以早期进行一些被动锻炼,如钟摆运动,以促进血液循环。

(2)多注意保暖 术后一定要注意保暖,避免身体受凉。根据天气变化及时添加衣物,不要长时间暴露在寒冷、潮湿的环境中。这样可以避免肩关节部位恢复缓慢,并且可能影响恢复的进程。

(3)饮食注意 术后禁食辛辣等刺激性食物,同时不要抽烟、喝酒。在治疗过程中,加强身体的营养摄入,多吃些高蛋白质、高维生素、清淡的食物。平时要注意规律饮食、规律作息，适度进行户外运动，这样可以增强自身的免疫力，以促进身体恢复。

（4）功能锻炼　术后疼痛明显减轻后，要及时进行肩关节部位的功能锻炼，避免长时间不活动引发肩关节周围组织的粘连和挛缩，从而影响肩关节的功能。可以进行张手握拳动作（见图4-3），即手掌打开然后紧握（可在手上拿一个小球），每天重复练习。在6周内，患者不应主动进行外展活动，但在有人协助的情况下，可以每天进行几次肩外展活动，避免肩关节软组织粘连。6~8周后，可以适当佩戴外展架进行6~10次的外展活动，但不能超过90°。8~12周后，可以主动进行外展和旋转运动，以加强肌肉练习。

（5）保持局部固定（见图4-21）　术后一般需使用外展支具保护6~8周，要听从医生和康复专业人员的建议，不要随意拆除固定装置。术后三天内要注意休息，避免手臂的体力活动，以防止出血。同时要注意伤口护理，保持创面清洁干燥，防止污染，及时更换伤口敷料，一般每3~5天更换一次。

如果渗血或渗液较多，及时去就近的诊所更换敷料，并及时处理。肩袖撕裂术后，需要按医嘱定期复查。如果经过治疗后患者的症状没有缓解，或者出现肩部疼痛加剧等情况，要及时到医院就诊。

通过以上这些早期恢复的注意事项，老年人巨大肩袖修复术后可以更好地进行恢复。遵循这些指导，可以帮助患者顺利恢复肩关节功能，提高生活质量。

83.巨大肩袖撕裂术后多久可以持重?

巨大肩袖撕裂手术是针对严重影响抬肩功能的情况进行治疗。患者肩袖术后，一般情况下需要一年左右才可以干重体力活。肩袖如果发生了撕裂，通常需要考虑关节镜手术修复肩袖，恢复肩袖的连续性和完整性。术后患者需要锻炼3～6个月，才可以使肩袖的力量、功能得到完全性的恢复，肩关节活动范围也能够恢复至受伤前的水平。

在术后一年内，患者不能从事重体力活动，以防肩袖再次撕裂，导致严重的肩袖损伤。此时，患者可能会出现肩关节疼痛和活动受限的情况。而且，如果再次断裂后进行治疗效果可能不佳，会影响日常生活。最好在术后一年后才逐渐参与重体力活动，这样一般不会对肩袖组织造成明显影响。做完肩袖损伤手术的患者，仅仅是把撕裂的肩袖重新缝上，肩袖质量和强度远远达不到以前水平，患者做家务活动或者是轻微劳动时要注意，比如做完手术以后，建议1年以内不要提超过10千克的物品。提重物以后，很多患者会反映活动时没事，只要提重物突然又开始疼，表明肩袖长得不结实。

在术后的早期，大约3周后，可以适当进行肩部活动。术后4～6周，建议进行肩关节前屈运动。这时可以进行一些被动的肩关节活动，如耸肩（见图4-5）和钟摆运动（见图4-4）。不过，不建议过早进行主动的肩关节活动。到了6周后，患者可以主动做一些旋转和向上弯曲的动作。随着时间的推移，3～4个月后，可以开始进行肩关节的渐进性力量训练。肩袖术后一般需要3个月到半年时间才能恢复正常，此时，老年人可以轻微地进行一些劳动，比如说洗脸、梳头、穿衣服、烧水等这些简单的生活自理需求，不能进行剧烈劳动，还有不能搬用过重的物品。

需要注意的是，每个患者的情况都不同，应该在医生的指导下进行康复训练和家务活动。如果在康复过程中出现疼痛、肿胀等不适症状，应及时就医，只要保持良好的心态，并在日常生活中注意保护受伤部位，相信经过一段时间的调理，肩部功能将逐渐恢复。

84. 肩关节镜术后如何进行屈肘锻炼?

肩关节镜术是一种微创治疗方法，目前已广泛用于多种肩关节疾病的诊断和治疗。其术后的康复锻炼是非常重要的，包括屈肘锻炼。下面将详细介绍肩关节镜术后如何进行屈肘锻炼。

第一阶段（术后第一周）：在术后的第一周，应该尽量保持肩关节的静止。

可以进行一些简单的屈肘锻炼，帮助促进血液循环和预防静脉血栓。

握拳和伸展手指练习：将手臂伸直，每天进行数次握拳，之后尽量伸展手指，保持 2～3 秒钟。

肘部伸展：坐在椅子上，用另一只手助力，轻轻地将手臂向后拉伸，直至感到轻微的拉伸感，保持 10～15 秒钟。

第二阶段（术后第二周）：可以逐渐增加屈肘锻炼的幅度。但请注意，锻炼时要小心肩膀的负重。

手指爬墙：站在墙壁旁边，将手臂放在墙上，然后慢慢将手臂向前推，直到感到轻微的拉伸感，保持 10～15 秒钟。

桌面屈肘：将手臂放在桌面上，然后轻轻地将手臂向前屈曲，直到感到轻微的拉伸感，保持 10～15 秒钟。

第三阶段（术后第三周）：可以进一步增加屈肘锻炼的难度和强度，但仍然要小心肩膀的负重和运动范围。

坐姿屈肘：坐在椅子上，将手臂放在大腿上，然后慢慢将手臂向前屈曲，直到感到轻微的拉伸感，保持 10～15 秒钟。

使用手指辅助：将手臂伸直，用另一只手的手指轻轻地按在手肘上，然后轻轻地将手臂向前屈曲，直到感到轻微的拉伸感，保持 10～15 秒钟。

第四阶段（术后第四周及以后）：可以逐渐增加难度和强度。但仍然要小心肩膀的负重和运动范围。

使用哑铃锻炼：坐在椅子上，用手握住哑铃，然后慢慢将手臂向前屈曲，直到感到轻微的拉伸感，保持 10～15 秒钟。

使用橡皮筋锻炼：将橡皮筋套在手肘上，然后慢慢将手臂向前屈曲，直到感到轻微的拉伸感，保持 10～15 秒钟。

以上就是肩关节镜术后屈肘锻炼的一些注意事项和具体动作介绍。请在进行锻炼时听从医生的指导。注意适度，逐渐增加锻炼的难度和强度，有助于恢复肩关节功能，提高肩关节的稳定性和灵活性。如果出现异常或不适，请及时咨询医生。

85. 肩关节置换术后如何进行康复？

肩关节置换术是治疗肩关节疾病的一种常见手术方式。它可以有效缓解疼痛、提高肩关节功能和提高生活质量。术后康复是肩关节置换术成功的关键，在恢复期间，患者需要经历一系列的康复活动和注意事项以获得最佳效果。

第一阶段：术后初期（0～4周） 在术后的早期阶段，患者需要注意以下几点：

（1）保护伤口 患者需要保持手术伤口干燥和清洁，避免使用肥皂和沐浴露清洁伤口。患者也需要记住不要搓伤或刮伤手术部位，避免伤口感染。

（2）使用辅助器具 患者在恢复初期可能需要使用辅助器具，如肩关节固定支具，可以保护肩关节，减少疼痛和不适。

（3）进行物理治疗 物理治疗师会根据患者的具体情况制订个性化的康复计划，包括热敷、冷敷、按摩、运动和牵引等。这些治疗方法可以帮助减轻疼痛、减少肌肉僵硬和增加关节的灵活性。

（4）进行轻度运动 在医生和物理治疗师的指导下，患者可以进行一些轻度的运动活动，如屈伸、旋转和抬举肩膀。这些运动有助于增加肌肉力量和关节活动度。

第二阶段：术后中期（5～8周）在术后的中期

阶段，患者可以逐渐增加运动量和活动强度。一些康复活动包括：

（1）进行抗阻力训练　通过使用轻负重或弹力带进行抗阻力训练，可以增加肌肉力量和稳定性，提高肩关节的功能。

（2）进行有氧运动　患者可以进行适量的有氧运动，如散步、骑自行车或游泳等。有氧运动有益于心血管功能和全身健康。

（3）增加日常生活活动　患者可以逐渐增加日常生活活动，如搬运轻负重物品、穿脱衣物和洗澡等。这有助于恢复独立生活能力。

（4）继续物理治疗　患者继续进行物理治疗，以进一步促进肌肉和关节的康复。物理治疗师可能会增加一些复杂的运动和技术，以提高功能。

第三阶段：术后后期（8周后）在术后的后期阶段，患者可以逐渐恢复到正常生活的活动水平。需要注意的是：

（1）持续进行康复训练　尽管已经恢复到正常活动水平，但患者需要继续进行力量训练和灵活性训练，以保持肌肉和关节的健康。

（2）避免过度使用肩关节　患者需要避免过度使用肩关节，如使用肩膀提重物或参与剧烈运动。过度使用可能导致关节疼痛和损伤。

（3）定期复诊　患者需要定期复诊，随访手术效果和康复情况。医生会根据患者的具体情况和需求，调整康复计划和治疗方法。

通过以上康复阶段和措施，患者通常可以在数月内恢复到正常的肩关节功能和日常生活能力。然而，康复时间和效果因人而异。患者需要根据医生和物理治疗师的建议，结合自身的情况制定合理的康复计划。

86. 肩关节镜术后还有哪些物理治疗方法可以帮助康复？

肩关节镜术是一种常见的治疗肩关节疾病的手术方法，主要通过切开小孔进行肩关节内部的检查和修复。术后的康复非常重要，物理治疗是其中的一种关键方法。下面介绍一些常用的物理治疗方法以帮助肩关节镜术后的康复。

（1）冷疗　在术后的最初几天，冷疗可以帮助减轻术后疼痛和肿胀。可以使用冰袋或者冷疗仪进行冷敷，每次敷15～20分钟，每天重复。

（2）热疗　在术后一周后，热疗可以促进肩关节血液循环和松弛肌肉。可以使用热水袋、热敷贴或热毛巾进行热敷，每次敷20～30分钟，每天重复。

（3）电疗　常用的方法包括电疗仪、电磁治疗和电穿透等。电疗可以促进肌肉收缩和舒张，缓解肌肉疼痛和减轻炎症，同时还可以促进局部血液循环。

（4）超声治疗　超声波能够渗透皮肤和软组织，产生热量和微振动，从而促进血液循环、改善软组织的弹性和缓解疼痛。

（5）拉伸和强化训练　逐渐进行肩关节和周围肌肉的拉伸和强化训练可以帮助恢复肩关节的稳定性和功能。物理治疗师会结合患者的具体情况设计个性化的拉伸和强化训练计划，如背后用健肢带动患肢拉毛巾帮助拉伸肩关节，使用哑铃或弹力带进行肩关节外展、外旋等抗阻运动来强化肌肉。

（6）功能训练　使用功能性动作模拟日常生活或特定运动动作，帮助患者恢复肩关节的功能。可以进行用力推、拉、举、转等训练动作，提高肩关节的力量、协调性和稳定性。

（7）按摩和手法治疗　可以通过按摩和手法治疗来缓解肩关节周围软组织的紧张和疼痛。按摩可以促进血液循环和肌肉松弛。手法治疗可以调整肩关节的位置和运动。

（8）功能支具的应用　根据患者的情况，物理治疗师可能会使用肩关节固定器、抗张带等功能支具，帮助保护肩关节、稳定肩关节和恢复肩关节的功能。

以上是肩关节镜术后的一些常用物理治疗方法，但具体的治疗方案应根据患者的具体情况进行个性化设计。因此，建议患者在进行物理治疗前，一定要咨询专业的医生和物理治疗师，以确定最适合自己的治疗方案。在进行物理治疗期间，患者也要积极配合，按照治疗师的指导进行锻炼和康复训练，以达到最佳的康复效果。

87. 肩关节痛时，到底是多运动还是少运动？

肩关节痛是一种常见的疾病，它会导致肩部疼痛、僵硬和功能受限。然而，对于这种疾病的治疗却存在着许多争议。有人认为多运动可以缓解肩关节痛，而另一些人则主张少运动以避免进一步损伤。那么，到底是多运动还是少运动对缓解肩关节痛更为有效呢？

首先，我们需要了解肩关节痛的原因。肩关节痛通常由肩袖损伤、肩关节滑囊炎或肩关节炎等引起。这些问题可能是由于过度使用肩部、创伤或肌肉不平衡等因素导致的。因此，对于肩关节痛的治疗，我们需要考虑到这些潜在原因。

多运动派认为，通过增加肩部肌肉的力量和灵活性，可以改善肩关节痛。他们主张进行肩部的锻炼，以增加肌肉的稳定性，并通过增加血液循环来促进康复。多运动还可以增加关节润滑液的分泌，有助于减轻疼痛和改善关节活动度。研究表明，适度的运动可以提高肩关节的稳定性和功能，同时减少炎症反应。

然而，对于少运动派来说，他们认为过度使用肩部可能会进一步损伤关节和肌肉。他们主张休息和避免重复性动作，以减轻疼痛和促进康复。少运动派认为，过度运动可能导致肌肉疲劳和关节不稳定，从而加重症状。此外，他们认为适当的休息可以帮助肌肉和关节组织修复及促进康复过程。

事实上，对于肩关节痛的治疗，没有一种方法适用于所有患者。每个人的情况都是不同的，因此需要个体化的治疗方案。在选择治疗方法时，我们应该综合考虑患者的病史、症状严重程度和个人需求。

对于轻度肩关节痛的患者，适度的运动可能是有效的治疗方法。这些运动可以包括肩部的伸展、旋转及加强训练。通过逐渐增加运动的强度和范围，可以帮助肩部适应运动负荷，并改善肌肉的力量和柔韧性。然而，对于严重的肩关节损伤或炎症，少运动和休息可能更为适宜。在这种情况下，我们应该避免过度使用肩部，以免进一步损伤肌肉和关节组织。

88. 肩周炎疼痛期度过后的处理方案有哪些?

肩周炎是一种常见病症,其主要症状为肩关节疼痛和活动不便。在肩周炎的运动康复中,疼痛缓解后应该是主要目标,以预防肩关节功能障碍。运动应该循序渐进、持之以恒。尽管肩周炎本身具有较高的自愈率,但它也可能导致功能的严重丧失,甚至持续数月甚至数年。因此,一旦确诊,就需要积极治疗。

科学、简单和实用的肩关节运动操可以帮助患者增加关节活动度、减轻肩部疼痛、缩短病程及避免二次损伤。适量的体育活动和日常活动可以促进肩部和上肢肌力的恢复。日常生活中常见的动作通常需要多组肌肉的力量和协调。适当的肌肉自主牵伸训练不仅可以放松肌肉组织,还可以增加肩关节肌肉的柔韧性。使用瑞士球进行练习可以提高肩关节的活动范围,而使用弹力带进行练习则主要用于增强力量和协调性。

以下是肩周炎患者的运动康复指南:

（1）牵伸训练

① 肩前部肌肉牵伸（图 4-21）：面对柱子或门口直立，保持背部挺直，与肩平行。将手放在墙上或门框上，拇指朝上。全身向前倾斜，感受牵伸感。每天进行 2 组，每组 3 次，每次持续 5～10 秒。

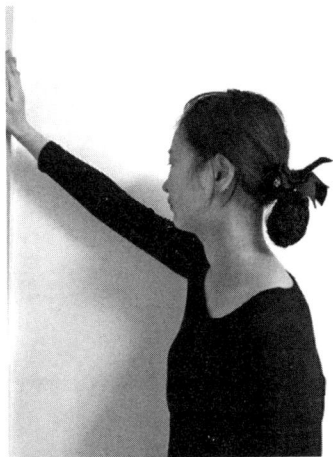

图 4-21　肩前部肌肉牵伸

② 肩外部肌肉牵伸（图 4-22）：面对柱子或门侧框站立，将右肩举至与门框保持在同一条直线上，脚尖朝前。右臂从身前绕至左肩，肘部贴住柱子。向外转体，直到感受到右后肩的牵伸感为止。每天进行 2 组，每组 15 次，

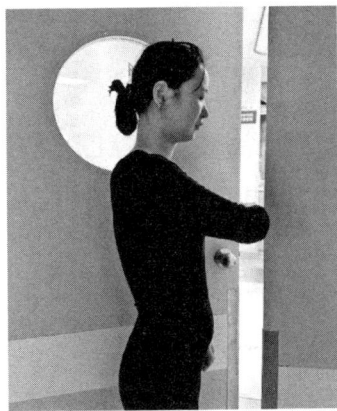

图 4-22　肩外部肌肉牵伸

每次持续 5～10 秒。

③ 肩后部肌肉牵伸：与肩外部肌肉牵伸的站姿相同。右手抓住门框内侧。当右手臂伸直、双脚站稳时，降低臀部高度，进行下蹲。每天进行 2 组，每组 15 次，每次持续 5～10 秒（图 4-23）。

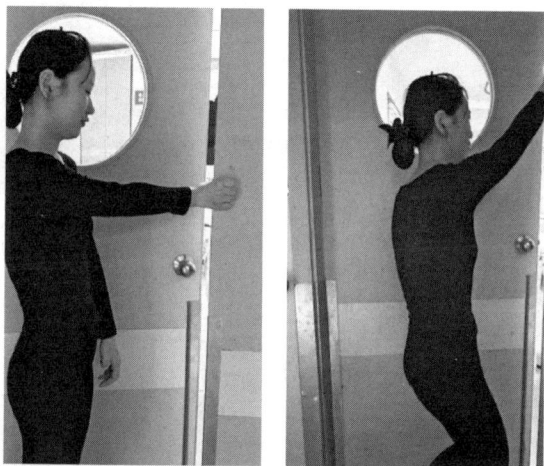

图 4-23　肩后部肌肉牵伸

（2）活动度训练

① 肩外展：这个动作可以伸展肩部肌群，提高肩关节的活动度。站立，双肩与墙保持 90° 角，双脚与肩同宽。单手持球撑在墙上，起始时球在胸部

高度。保持脊柱挺直，沿着墙壁尽量向上推球，保持手臂始终在身体侧面。保持数秒后回到起始姿势，然后用另一只手重复动作。每天进行 2 组，每组 15 次（图 4-24）。

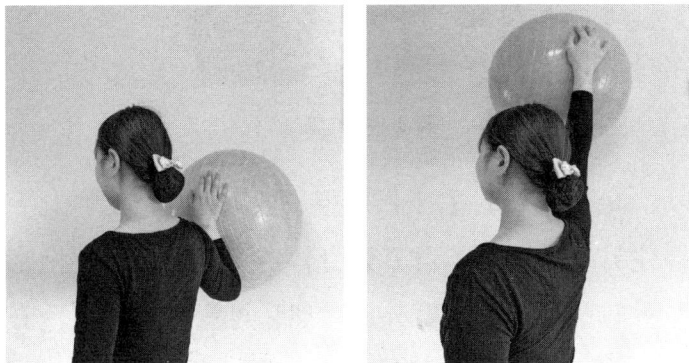

图 4-24 肩外展

② 肩前屈：这个动作可以轻微拉伸胸肌和伸展肩关节，增强肌张力，对日常活动也有帮助。面向墙壁站立，双脚与肩同宽。将球撑在墙上，球在胸部的高度。保持脊柱挺直，向上推球直到手贴近耳朵。保持数秒后回到起始姿势，不要弓背，然后用另一只手重复动作。每天进行 2 组，每组 15 次（图 4-25）。

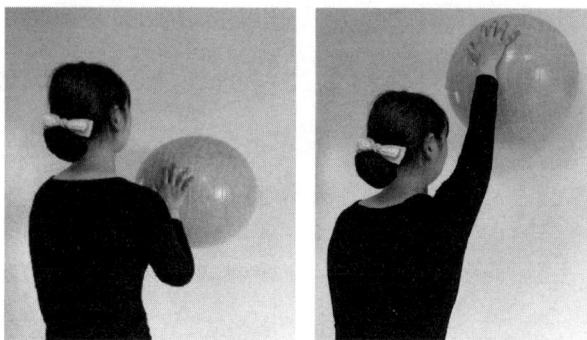

图 4-25　肩前屈

③ 肩旋转：右手握住棍子或雨伞的一端，左手握住另一端。右上臂紧贴身体，不能分开。慢慢将左手向前推，使右臂外旋，然后再慢慢拉回，使右臂内旋，右上臂始终紧贴于体侧。每天进行 2 组，每组 5 次（图 4-26）。

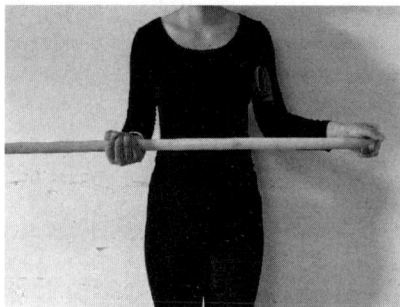

图 4-26　肩旋转

需要注意的事项：

① 训练应该根据自身能力来进行，并尽量有人陪同监督。如果出现剧烈疼痛，应停止练习。

② 睡觉时应尽量避免压到患侧的肩膀和手臂。

89. 经穴疏导推拿治疗能缓解肩袖损伤修复术后的疼痛症状吗?

经穴疏导推拿，是中医学中的一种独特手法，也称为按摩疗法。它通过对人体穴位的刺激和按压，以及特定手法的运用来达到调理身体的目的。推拿手法常使用滚压、揉搓、点穴按压（如按摩肩井、天宗穴）、拿捏等。临床报告指出，经穴疏导推拿可以有效减轻肩袖损伤修复术后的疼痛。曾有研究将 64 例接受关节镜下单肩袖损伤修复术的患者随机分为两组：A 组接受常规康复治疗，B 组接受经穴疏导推拿配合常规康复治疗。通过使用疼痛视觉模拟评分（VAS）、Constant-Murely 肩关节功能评分（CMS）和美国加利福尼亚大学洛杉矶分校

（UCLA）肩关节评分系统，在治疗前、治疗后2周、治疗后6周和治疗后3个月对两组患者的肩关节功能和疼痛进行评估。

这项研究通过科学的统计分析表明，在肩关节术后康复中应用经穴疏导推拿可以改善肩袖损伤修复术后引起的疼痛症状和肩关节功能。与单纯康复训练相比，经穴疏导推拿配合康复训练可以改善肩袖损伤修复术后的疼痛症状和肩关节功能。特别是在疼痛项目评分上，表明经穴疏导推拿在缓解术后疼痛方面具有显著优势。

图4-27展示了经穴疏导推拿的手法，在术后2周和6周时明显缓解了肩关节疼痛。这可能是因为经穴疏导推拿手法可以引导经络上穴位的气血流动，改善该穴位所在经络的瘀滞情况。此外，经穴疏导推拿还可以解除痉挛、改善循环、促进代谢，特别是对深层肌肉、肌腱、滑膜等组织的松解，具有活血化瘀、行气止痛的作用。因此，经穴疏导推拿治疗主要通过缓解患者早期疼痛症状，增加患者对术后康复训练的依从性，为肩关节功能恢复提供有力的支持。这项研究为经穴疏导推拿应用于肩关

节术后康复的干预提供了可靠的科学依据。

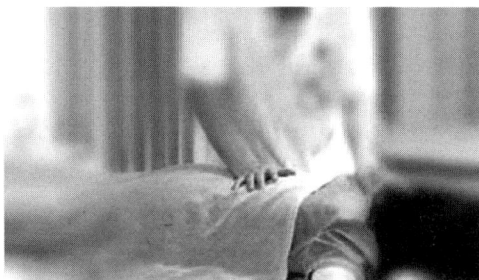

图 4-27　经穴疏导推拿

90. 肩膀又厚又硬还疼痛，怎样进行康复训练？

肩膀又厚又硬还疼痛，可能是由劳累过度导致的生理现象，也可能是肩周炎、神经根型颈椎病等因素引起的。不管是什么原因，我们都应该及时就医，查明病因，并根据不同的病因采取相应的治疗措施。

劳累过度导致的生理现象通常是由于长期频繁活动或劳作强度过大等因素引起的。这会导致肩关节部位的肌肉和筋膜持续收缩，造成短暂性缺血缺氧，产生大量乳酸，堆积在肩部，从而引起感觉肩膀很紧、很重、还硬的症状，同时还可能出现压痛和疼痛等症状。一般情况下，这种情况不需要口服药物和手术治疗，可以通过理疗、按摩、热敷等方式促进乳酸代谢，同时可以通过做拉伸、体操、慢走等有氧运动来改善血液循环。在日常生活中，我们应该做到劳逸结合，合理安排工作和休息时间。

肩周炎通常是由于长期固定某一姿势或用力过度等因素引起的。这会导致肩关节韧带、关节囊、肌肉和筋膜局部血液循环受限，形成无菌性炎症，进而出现炎性粘连和纤维化改变，患者会感觉肩膀很紧、很重、很硬。治疗方面，可以遵医嘱口服布洛芬缓释胶囊、塞来昔布胶囊、美洛昔康片等药物进行止痛治疗，也可以遵医嘱注射盐酸利多卡因注射液、曲安奈德注射液、盐酸普鲁卡因注射液等药物进行封闭治疗。此外，在工作和日常生活中，也需要纠正不良姿势，定时进行肩关节伸展活动。注意肩部防寒保暖，根据环境温度进行穿衣，这也是非常重要的。

肩周炎患者可进行爬墙训练、太极云手、按摩等方式来进行康复训练。

① 爬墙训练：这属于一种常用的康复训练方法，患者应在医生的指导下进行爬墙训练，将患侧肢体靠墙，再将手、胳膊沿着墙壁将尽量向上方触摸，逐步抬高肢体。在进行训练过程中，患者可能会多出现肢体疼痛的症状，适当忍耐、克服，逐步拉伸肩关节。

② 太极云手：太极动作相对比较轻柔一些，双上肢在胸前进行画圈、抱团的动作，不断地将上肢向四周扩展、延伸，从而舒展肩关节。

③ 按摩：患者可用健侧的手指去按摩、按压患侧肢体，也可以对疼痛部位进行按摩、按压，能够适当改善局部疼痛的症状。我们应该注意纠正不良姿势和保暖肩颈部。

总之，肩膀又厚又硬还疼痛可能是由多种因素引起的，我们需要在医生的指导下找到病因，并采取适当的治疗方法，减少肩部疼痛和不适的发生，提高生活质量。

91. 缓解肩痛的康复动作有哪些?

肩关节疼痛是现代人常见的健康问题之一,长期办公、缺乏运动、不正确的姿势等因素都可能导致肩关节疼痛。为了帮助读者缓解肩痛,本书将介绍一些康复动作,帮助恢复肩关节的灵活性和力量。

(1)肩部伸展 直立站立,双手放松下垂,缓慢抬起双手,使其尽量靠近耳朵,感受肩部伸展,再慢慢放下双手,重复 10 次(图 4-28)。

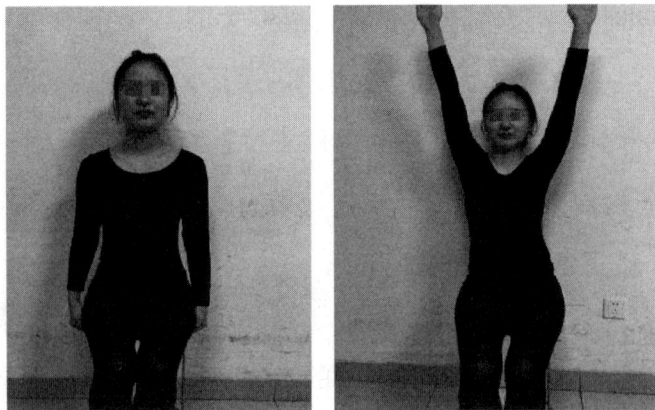

图 4-28 肩部伸展

（2）肩部旋转　双手自然放松，放在身体两侧，缓慢旋转肩膀，先向前，再向后，注意保持肩膀的放松状态。每侧旋转 10 次（图 4-29）。

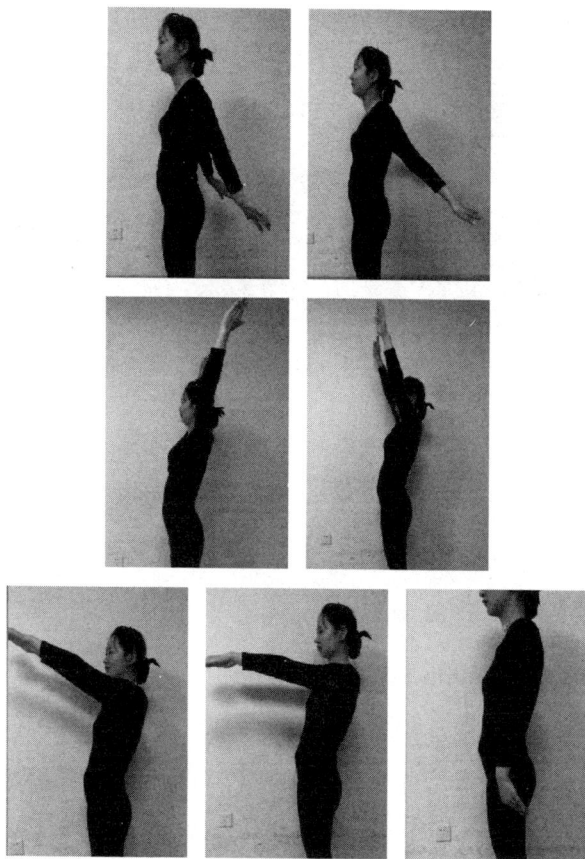

图 4-29　肩部旋转

（3）肩部推胸肌 直立坐姿，手臂自然下垂，缓慢用力将双手向前推，感受胸肌和肩部的伸展，缓慢放松手臂，重复10次（图4-30）。

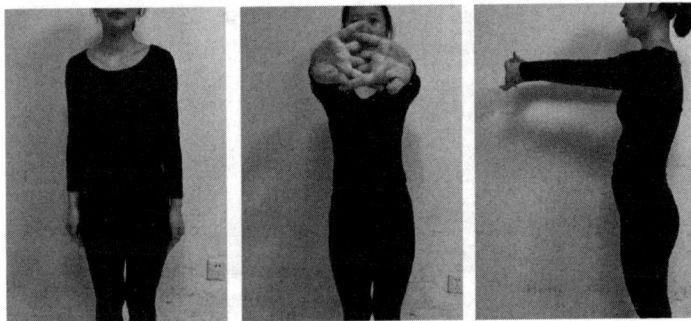

图4-30 肩部推胸肌

（4）肩部放松按摩 使用按摩球轻轻按摩肩膀和颈部的肌肉。以适度的力度进行按摩，舒缓疼痛和紧张的肌肉。

（5）站立风车运动 肩关节外旋练习：双手自然下垂，然后屈曲肘关节将双手向前伸直，上臂保持和躯干并拢，然后前臂向两侧伸展开，形成一个大的圆弧。重复10次，每次保持2～3秒。这个动作可以增强肩部周围的肌肉、提高肩部稳定性（图4-31）。

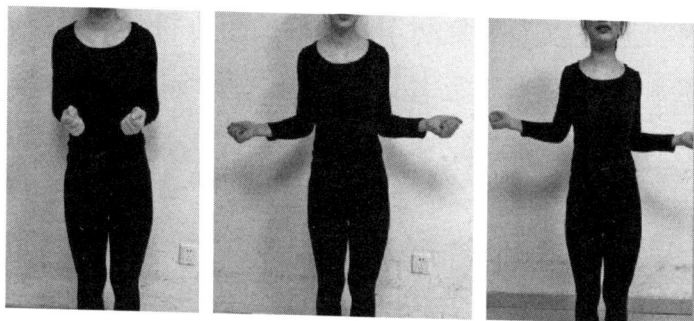

图 4-31　站立风车运动

（6）弹力带练习　使用一根弹力带，握住弹力带的两端，向两侧拉伸。这个动作可以增加肩部的力量和稳定性。另外将弹力带的一端固定，另一端握在手中，肘部弯曲 90°，然后，用力向内旋转手臂，可以进行肩关节内旋力量的练习（图 4-32）。

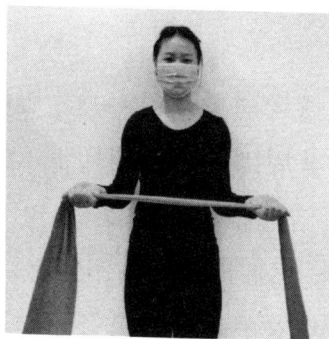

图 4-32　弹力带练习

通过以上康复动作和正确的姿势和日常习惯，我们可以缓解肩膀疼痛，提高肩部的灵活性和稳定性。

92. 化解冻结肩，如何动起来?

肩关节囊及其周围韧带、肌腱和滑囊的慢性炎症，主要表现为肩部逐渐产生疼痛、僵硬和关节活动受限，在医学上称为"冻结肩"，顾名思义就是肩膀好像冻住了一样，肩关节的主动活动和被动活动均受限，具有昼轻夜重的特点。针对冻结肩患者，除了积极地治疗，康复训练也是至关重要的。下面将介绍5个康复徒手操，可以帮助"化解"冻结肩。

首先是钟摆运动（见图4-4）。患者可以弯腰前屈，放松肩关节周围的肌肉和韧带，然后做前后摆动练习，逐渐增加幅度，每次做30～50次。此时记录摆动时间，然后挺直腰稍作休息。

其次是正身双手爬墙。患者面向墙壁站立，双手上抬，扶于墙上，用手指沿墙缓缓向上爬动，使双侧上肢尽量高举，到达最大限度时，在墙上做一记号，然后再徐徐向下返回原处。反复进行，逐渐增加高度，此动作主要改善前屈运动。

第三个动作是单手爬墙。患者侧向墙壁站立，用患侧的手指沿墙缓缓向上爬动，使上肢尽量高举到达最大限度时，在墙上做一记号，然后再徐徐向下回原处，反复进行，逐渐增加高度，这个动作主要改善肩关节的外展运动。

接下来是肩膀的内收和外展。患者站立位，将两手十指交叉，掌心向上，放在头后部，先使两肘尽量内收，然后再尽量外展。

最后一个动作是摸对侧耳朵。患者可以站立或仰卧，患侧肘屈曲，做摸耳朵的动作（图4-33）。

这些康复徒手操可以帮助冻结肩患者缓解症状、恢复肩膀的灵活性。此外，为

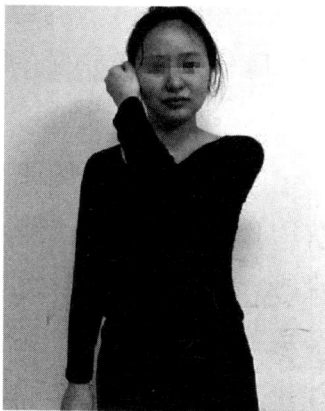

图4-33 摸对侧耳朵

了预防肩周炎的发生，我们还需要掌握正确的坐姿和手部姿势。大腿与腰、大腿与小腿应保持 90° 弯曲，上臂和前臂弯曲的弧度要保持在 70°～135°，手腕和前臂保持呈一条直线的状态，避免工作时手腕过度弯曲。另外，尽量避免长时间操作电脑，如果无法避免，每小时要休息 5～10 分钟并活动一下肩关节和手腕。

保持良好的身体状况是做任何事情的基础，对于冻结肩患者来说更是如此。通过积极的治疗和康复训练，可以让肩膀重新动起来，摆脱"冻结肩"的困扰。

93. 体外冲击波如何治疗肩周炎?

体外冲击波治疗是一种非侵入、无创、副作用少的物理治疗方式，操作也比较简单。在治疗肩周炎时，很多人首先会想到按摩放松。按摩可以促进肩关节炎症的消散，放松肩关节周围的肌肉群，并促进血液循环，使疼痛和肌肉劳损得到一定的缓解。然而，仅仅依靠按摩还远远不够，应该结合现代康复治疗手段和各种最新的物理治疗方法，例如冲击波疗法（图 4-34）。

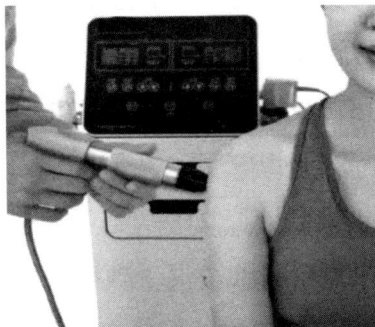

图 4-34　体外冲击波

下面向大家介绍一下体外冲击波的常见应用。体外冲击波治疗仪通过传导机械性脉冲压力波，将探头移动到疼痛的局部区域，从而实现治疗效果。这是一种非侵入性、无创伤性、副作用较少且操作简单的物理治疗技术。冲击波的作用主要是通过突然释放的高速波产生巨大能量，对不同的软组织产生不同的拉应力和压应力，进而引发软组织微小创伤和修复过程。体外冲击波广泛应用于慢性劳损、肌筋膜慢性疼痛症等软组织慢性疾病的治疗。

下面是体外冲击波治疗的具体操作方法：

（1）治疗周期　每5～7天进行一次治疗，共进行3～5个周期。通常情况下，第一次治疗后疼痛明显减轻。少部分患者可能会出现轻微红肿和疼痛加重，但这属于正常反应。

（2）治疗部位　将治疗探头对准患者疼痛最为明显的部位，例如肩峰下，然后在该部位涂上耦合剂，接着开启治疗仪。

（3）每次治疗的冲击波次数　每次进行2000～2500次冲击波，治疗的频率应在5～10赫兹，强度约为1.5～4巴。第一次治疗时，应以患者能够耐受的强度和频率为起点，逐渐增加治疗的强度。

（4）在治疗完痛点后，第二次治疗时可以增加治疗次数，并广泛治疗肩周肌肉群，这样更有利于患者功能的恢复。

综上所述，肩周炎是一种常见的肩部问题，给人们的生活带来了不便。除了按摩放松外，结合现代康复治疗手段和物理治疗方法，如体外冲击波疗法可以更好地治疗肩周炎。希望通过科普，让更多的人了解这些治疗手段，从而提高他们的生活质量。

94. 肩膀活动受限了怎么办?

肩关节受限可由多种因素引起，如外伤、肩周炎、固定过久等。但别担心，我们可以通过药物治疗、物理治疗和调整生活方式等多方面来改善这种情况。

（1）药物治疗　疼痛难忍时，可短期服用如依托考昔、布洛芬等非甾体抗炎药，以消炎镇痛。疼痛部位固定、局限者，可注射复方倍他米松进行封闭治疗。

（2）物理治疗　包括热敷、中短波、红外线理疗等都具有一定的效果。热敷应用最为广泛，也容易进行，可以使用热水袋、热毛巾、盐袋、沙袋等不同热媒介，进行肩关节局部热敷治疗。一般热敷10～15分钟，间隔半小时以上，1天可以热敷3～5次，治疗效果比较明显。

（3）调整生活方式

① 保暖：一定要注意防寒保暖，特别是避免肩部受凉，对于预防肩周问题十分重要。

② 锻炼：对肩周炎等肩周问题，要适当做拉伸

和运动，如正面爬墙拉伸、直臂外展拉伸、背后拉手拉伸、日常跑步、打羽毛球等，不仅使局部血液循环畅通，还可以加强肩部关节囊及关节周围软组织的功能，从而预防和减少肩周疾病的加重。

③ 预防：首先平时需要多注意，不可总是弄得自己肌肉酸痛了才肯停下手头上的工作，一定要注意劳逸结合，然后配合肩周贴剂，其次还要多锻炼才行。

此外，肩关节受限还可能与其他因素有关，如治疗不当或肩关节脱位等。如果肩关节脱位，可以尝试在医院进行俯卧位复位法或脚蹬法等治疗方法。当然，如果肩关节受限是由冻结肩引起的，则在急性期要限制活动，以避免加重疼痛症状，应等到严格的保守治疗使疼痛消失后才可以按照医生的建议，逐步进行各个方向的活动度锻炼。

总之，肩膀活动受限可能涉及多种因素，但我们可以通过适当的治疗方法和改变生活方式来改善。请及时就医，遵循医生的建议，尽快恢复肩关节的灵活度。

95. 肩关节损伤后要怎样锻炼才能改善?

肩关节损伤是一种常见的情况，但是它可以通过一些简单有效的方法来治疗。首先，适当休息是非常重要的。如果肩关节损伤是由于过度劳累或长时间从事重体力劳动引起的，那么通过适度休息可以减轻不适感，并改善症状。

在肩关节损伤以后，康复锻炼也是很重要的一环。在治疗的后期要采取充足的功能锻炼，以保证肩关节功能的恢复。从康复方面来说有两种，一个是主动锻炼，一个是被动锻炼。

主动运动是患者在没有辅助情况下完成的一种运动，分为等张训练、等长训练和等速训练。

主动活动包括爬墙法、画圈法、梳头法、器械锻炼法，可以增加肩关节活动度、改善血液循环及减轻不适症状。

被动运动是一种完全依靠外力帮助来完成的运动（图4-35）。外力可以是机械的，也可以是由他人或本人健康肢体的协助。被动活动包括被动前屈上举、钟摆运动、被动内旋、被动体侧外旋，适量增加肩关节活动范围，减轻肌肉粘连的训练。

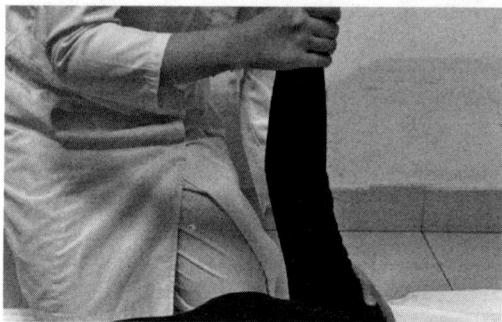

图 4-35　被动运动

　　总体来说，对肩关节的损伤的锻炼应该循序渐进，在自己能够耐受的情况下逐渐地恢复，逐渐地用力，在一个耐受疼痛的状态下，使肩关节的功能越来越好，这就是肩关节恢复锻炼的一个主要的方法和目的。

96. 得了肩周炎，怎样进行功能锻炼?

　　（1）对于肩周炎患者，适当的功能锻炼可以帮助缓解疼痛、增加肩关节的灵活性和稳定性、促进康复。以下是一些常见的肩周炎功能锻炼。

① 肩关节前屈：站立或坐下，将一只手臂从身体前方慢慢抬起，直到感到轻度拉伸，保持 5～10 秒，然后放下。每次重复 10～15 次，每天进行 2～3 次。

② 肩关节外展（图 4-36）：站立或坐下，将双手放在身体两侧，然后慢慢将双臂向两侧抬起，直到感到轻度拉伸，保持 5～10 秒，然后放下。每次重复 10～15 次，每天进行 2～3 次。

③ 肩关节旋转（图 4-36）：站立或坐下，将双手放在身体两侧，然后慢慢将双肩向后旋转（外旋），再向前旋转（内旋）。每次重复 10～15 次，每天进行 2～3 次。

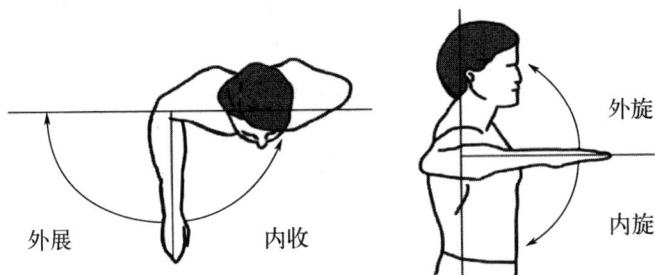

图 4-36 肩关节外展、旋转

④ 肩关节内收：同样取站立位或端坐位，将双

手放在身体两侧，然后慢慢将双臂向前交叉，直到感到轻度拉伸，保持 5～10 秒，然后放下。每次重复 10～15 次，每天进行 2～3 次（图 4-37）。

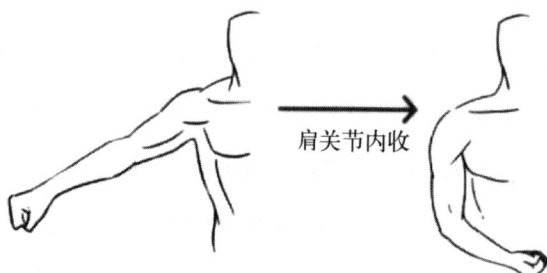

肩关节内收

图 4-37 肩关节内收

⑤ 肩关节提肩：站立或坐下，将双手放在身体两侧，然后慢慢将双肩向上提起，再放下。每次重复 10～15 次，每天进行 2～3 次（图 4-38）。

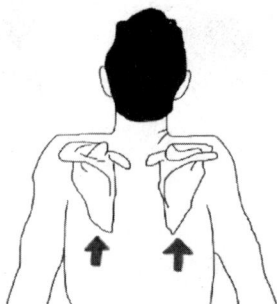

图 4-38 肩关节提肩

⑥ 肩关节强化：可以使用弹力带或轻负重器材进行肩部肌肉的强化训练，如外旋、内旋、前抬和侧抬等动作。请在专业人士的指导下进行，避免过度使用或受伤。

（2）在进行功能锻炼时，应注意以下几点：

① 温热肩关节：在锻炼前使用温热毛巾敷在肩关节上，以促进血液循环和肌肉放松。

② 逐渐增加强度：从较小的范围和轻度拉伸开始，逐渐增加锻炼的幅度和强度，但要避免过度使用从而造成疼痛。

③ 注意姿势：保持正确的姿势，避免过度用力或姿势不正确的动作，以免加重肩关节的负担。

请在进行功能锻炼前咨询医生或专业的物理治疗师，以获取更精确的指导和建议。

97. 该如何恢复肩关节撞击综合征?

肩关节是人体活动度最大的关节，所以肩关节功能需求比较高。手术是一种常见的治疗方法。然而，手术只是治疗的一部分，术后的康复锻炼同样重要。

以下是在肩关节术后康复锻炼过程中需要注意的事项：

（1）外科术后常规注意事项

① 预防感染：术后应保持伤口清洁干燥，按时服用抗生素，以预防感染。这是术后恢复的重中之重，任何人都应严格遵守。

② 疼痛管理：术后应按时服用镇痛药，以缓解疼痛，并有助于患者进行早期康复锻炼。过度的疼痛可能会使人无法进行有效的康复锻炼，因此适当的疼痛管理至关重要。

③ 合理饮食：有助于加速伤口愈合和恢复体力，应多摄入富含蛋白质、维生素和矿物质的食物。良好的营养摄取对身体的恢复和抵抗感染都非常重要。

④ 定期复查：术后应定期到医院复查，以便及时调整康复计划，确保肩关节恢复良好。医生会根据恢复情况来评估和指导进一步的康复步骤。

⑤ 注意安全：在康复过程中，应注意安全，避免肩部受到二次伤害。这包括避免提重物、避免剧

烈的运动等。在日常生活中，也应采取正确的姿势，避免给肩关节带来过大的压力。

（2）康复及训练计划（主要分为三个阶段）

① 第一阶段（图4-39）是从术后0～6周开始。在前4周，患者仍佩戴肩关节支具（见图4-1）。在这段时间内，肩胛骨稳定、支持下摆动和手臂内外旋练习，在物理治疗团队的直接监督下完成。首先是相邻关节的训练，包括手部、腕部和前臂的主动活动，以及肘关节的屈伸，20次为1组，每天做2组。其次是钟摆练习（图4-4），患者弯腰使躯干与地面平行，患侧上肢放松、悬垂，使之与躯干呈90°。用健侧拖住患侧做顺时针或逆时针划圈运动，10圈为1组，每天2组。到术后4～6周，如

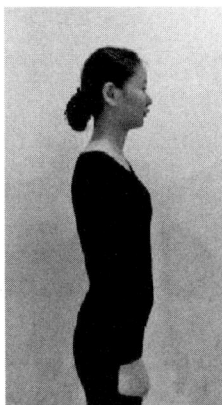

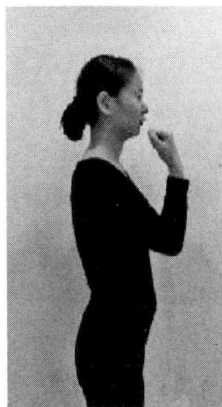

图4-39 第一阶段
康复及训练

果感觉舒适，患者可以停止佩戴吊带。

② 第二阶段（图 4-40）为术后 6～12 周。这一阶段的目标是缓慢增加盂肱关节活动范围，减轻肩部疼痛，并从辅助运动到主动运动。第一个可以做被动外旋运动，患者屈肘 90°，腋下夹一毛巾卷，

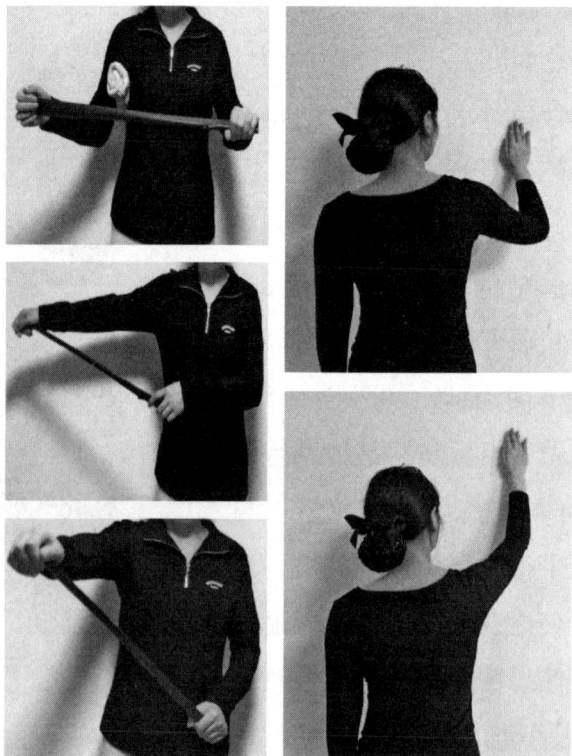

图 4-40　第二阶段康复及训练

健侧手用体操棍顶住患侧手掌，在维持患者肘夹紧毛巾的同时，尽力往外推患侧手，到达最大限度，停留5～10秒。随后可以做被动外展和被动前屈训练，即患侧上肢置于体侧，用健侧手持体操棍顶住患侧手掌，使患侧上肢尽最大可能外展／上举达最大角度，保持5～10秒，这些动作重复4次为1组，每天2组。除此之外，还可以进行手指爬墙运动，患者面对墙站立，患侧手扶墙面，手指向上攀爬，循序渐进，每天10个往返，每天3～5次。

③ 第三阶段（术后3～6个月）专注于强化肩关节稳定结构的力量，安全返回运动或工作的功能训练，以及全范围活动。此阶段可以选择用患侧持1～2kg的哑铃进行肩的外展、上举练习，或者用弹力带进行两臂的划船或游泳运动，进行抗阻训练。通常大约在6个月完全恢复活动。

特殊提示：若单纯的肩峰下减压，术后第一天即可行上肢钟摆运动，但手臂需要悬吊7～10天（直到伤口拆线）；如果肩峰下减压合并肩袖修复术，则固定的时间应当足够长，以保证对肩袖的修复的保护。悬吊去除后，康复训练分为以上三个阶段。

肩关节术后的康复锻炼是一个需要耐心和持久性的过程，患者需要积极配合医生的治疗和建议，逐步恢复肩关节的功能。同时，合理的营养和良好的生活习惯也对恢复有着重要的促进作用。在康复过程中，如果感受到任何不合适或是遇到有疑虑的地方，应先停止训练，及时与医生取得联系，确保能够准确迅速获得专业的处理意见与指导。

肩关节术后，除了手术部位的伤口管理，疼痛管理和早期的康复管理也至关重要。为了加快康复进程，尽早恢复，可以早期着手进行被动的康复训练，如被动的外展、前屈和外旋等有助于恢复肩关节的功能，预防粘连和僵硬，以期达到理想的康复效果。然而，活动幅度应逐渐增加，避免突然地大幅度活动。避免过度活动：尽管早期活动有益，过度活动也可能会导致肩关节疼痛和再次受伤，因此应避免过度活动，以免对肩关节造成进一步损伤。物理治疗：在康复过程中，可配合物理治疗，如热敷、冷敷、按摩、低频脉冲电治疗等，以缓解疼痛、减轻水肿、促进血液循环、加速恢复。康复过程需全程在主刀医师指导下，循序渐进，直至完全恢复。

98. 挠不到背，如何一招解决肩关节活动受限，让你挠背更自由？

肩关节活动受限是一种常见的健康问题，会严重影响到生活质量。正常肩关节后伸的角度为 40° 至 45°，即后伸上臂向躯体后方伸出并抬举；当后伸角度受限时，便出现了不能挠后背这个问题。为了解决这个问题，我们需要采取一系列正确的预防和保护措施。以下是一些科学有效的方法，可帮助你解决肩关节活动受限，能让你自由地挠背。

首先，肩部保暖极为重要。避免肩关节受凉是关键。在日常生活中，应该注意避免在晚上睡觉时受凉。冬天可以采取围巾和穿高领毛衣等方式来保护肩关节。

在抓取高处重物时要小心谨慎。正确估计物品重量，做好充分准备是十分重要的。此外，可以改变拿重物的姿势，可将单手提重物改为双肩背，以减轻对肩关节的压力。此外，提高肌肉力量也能帮助我们尽量避免损伤。在遇到特殊情况时，也可及时松开重物来防止肩关节损伤。

其次，可以用一根弹力带或小围巾，每天做类似"搓澡巾"搓后背的动作（见图 4-19）。

每组 10 个，早、中、晚各 3 组，左右手互换。在做这个动作时，若出现轻度疼痛，可以继续练习；但若出现明显疼痛，应停止这一练习。

通过以上的方法，可以有效地解决肩关节活动受限的问题，让你能够自由地挠背。希望大家可以在日常生活中注意这些方法的实施，保护好自己的肩关节健康。

99. 肩关节脱位术后康复锻炼的注意事项有哪些?

肩关节脱位术后康复基本同肩关节撞击综合征的术后康复，但因肩关节脱位是否合并 Bankart 损伤及 Hill-Sachs 损伤及对应手术决定术后康复进程。此外，肩关节脱位患者可能会出现两种极端。① 激进派：康复过于激进，肩关节活动过早、角度过大，导致再次脱位。② 保守派：因恐惧肩关节再次脱位，往往不敢遵从医师安排的康复计划，从而影响康复进展，导致肩关节术后粘连，须再次进行肩关节松解。

（1）激进派 某些年轻患者或者部分老年患者，因康复过于积极或者对于疼痛耐受程度较强，因肩关节脱位导致的肩关节周围稳定结构未形成牢固愈合即开始过度角度活动可导致再次脱位，因肩关节周围稳定结构反复损伤以及骨量丢失致使翻修手术难度加大，手术效果欠佳，可导致习惯性脱位。

（2）保守派 因对于初次脱位恐惧以及肩关节术后疼痛原因导致不敢行再次进行康复训练，故而肩关节脱位术后的康复需行严格疼痛管理以及克服脱位的恐惧，大胆按照医师制定的康复计划来实施，逐步恢复肩关节的功能。在康复过程中，如有任何不适或疑虑，患者应及时与医生沟通，以便得到及时的处理和建议。

肩关节脱位术后需行疼痛管理及早期康复管理，术后应尽早开始康复锻炼，如肩部肌肉的等长收缩、钟摆运动、被动活动等。这有助于恢复肩关节的功能，预防粘连和僵硬。然而，活动幅度应逐渐增加，避免突然的大幅度活动。

尽管早期适度活动对于康复大有裨益，但必须谨防过度，以免给肩关节带来额外的伤害。过度的活动往往会引发疼痛，甚至可能导致肩关节的二次受伤。故而在整个康复过程中，保持活动的适度性与谨慎态度显得尤为重要。

在康复进程中，物理治疗可作为一种有效的辅助手段来帮助减轻疼痛和肿胀、加速康复进程，但注意整个康复过程需在主刀医师和康复师的全程指导下进行，确保每一步都循序渐进，直至患者完全恢复。

100. 肩关节镜术后佩戴外展支具的注意事项有哪些？

肩关节镜术后佩戴外展支具是为了保护肩关节的稳定性和促进康复。在佩戴外展支具时，有一些事项需要特别注意。以下为您总结了一些关键点。

（1）佩戴时间　医生会给出佩戴外展支具的具

体时间，根据手术的情况和个体差异可能会有所不同。一般来说，最初阶段可能需要全天佩戴。随着康复进展，逐渐减少佩戴时间，医生会根据康复情况进行调整。

（2）佩戴姿势　在佩戴外展支具时，要注意正确的佩戴姿势。将肩关节放在支具的袖口中，将肩带绑在肩膀上，并固定好扣带。调整支具的松紧度，使肩关节得到适当的固定。应注意外展支具要固定在腋下方位，而不是垂直在手臂以下。

（3）保持清洁　外展支具经常与皮肤接触，应保持支具的清洁，定期用温水和肥皂清洗支具，拭干后再佩戴，以防止细菌滋生。清洁过程中避免使用含有皮肤刺激物的清洁剂。

（4）避免过度使用　佩戴外展支具是为了稳定肩关节，在康复阶段起到辅助作用，但过度依赖外展支具可能会导致肩关节肌肉萎缩和功能退化。在医生的指导下，逐渐减少佩戴时间，并进行康复锻炼，帮助肩关节恢复功能。

（5）注意疼痛和不适感　佩戴外展支具后，有时可能会感到疼痛或不适。如果疼痛加剧或不适感持续存在，应及时咨询医生，以确定是否需要调整支具的松紧度或进行其他治疗。

（6）日常生活注意事项　佩戴外展支具时，需要避免过度伸展臂部、举重或做过于剧烈的活动，以免影响手术部位的康复。同时，避免撞到或碰到外展支具，以免导致损坏或疼痛。

（7）康复锻炼　外展支具只是康复的辅助手段，恢复肩关节功能需要进行康复锻炼。在医生的指导下，进行适当的活动和肌肉锻炼，可以帮助加强肩关节周围的肌肉，恢复关节的稳定性和灵活性。

（8）定期复查　在佩戴外展支具的整个康复过程中，定期复查是非常必要的。医生会根据复查结果调整康复计划和佩戴外展支具的方式，以保证康复进程的顺利进行。

需要注意的是，以上内容仅供参考，具体的注意事项还需根据医生的建议和个体差异做出相应的调整。在术后康复期间，及时与医生沟通和咨询，遵循医生的建议进行康复训练并佩戴外展支具，将有助于尽快恢复肩关节功能。

◉ 参考文献

[1] 张爽，鲁楠，彭贵凌.积水潭医院运动损伤护理和康复 [M]. 北京：北京科学技术出版社，2022.

[2] 陈益世.冯华.现代骨科运动医学 [M]. 上海：复旦大学出版社，2020.

[3]（美）安德鲁·格林（Andrew Green），（美）罗曼·海达（Roman Hayda），（美）安德鲁·C.赫特（Andrew C. Hecht）. AAOS 骨科术后康复 [M]. 王雪强，王于领主译.北京：北京科学技术出版社，2021.

[4]（日）竹内京子，（日）宫崎尚子.肩关节功能康复运动训练 [M]. 霍明主译.北京：北京科学技术出版社，2021.

[5] 中华医学会物理医学与康复学分会，岳寿伟，何成奇.物理医学与康复学指南共识 [M]. 北京：人民卫生出版社，2019.

[6]（美）塞奥帕莫斯卡（JeMe Cioppa-Mosca），（美）Janet B. Cahill，（美）John T. Cavanaugh. 骨科术后康复指南 [M]. 陆芸，周谋望，李世民主译.天津：天津科技翻译出版公司，2019.

[7] 张岚，朱玲玲，程凌燕.实用骨科护理学 [M]. 北京：人民卫生出版社，2023.

[8]（美）大卫J·马吉（David J. Magee）.骨科检查评估 [M]. 罗卓荆，胡学昱，罗贝尔主译.北京：人民卫生出版社，2020.

[9] 李沭，李静，姚冬英.分阶段康复训练对运动性肩袖损伤关节镜

术后肩关节功能恢复及疼痛的影响 [J]. 中国骨与关节损伤杂志，2020，35（11）：1143-1145.

[10] 黄成龙，吴华，陈刚. 关节镜下肩袖修复术后早期及延迟康复治疗介入的疗效比较 [J]. 中国康复医学杂志，2015，30（03）：255-259.

[11] 王伟，毕大卫. 肩关节功能评分的研究现状 [J]. 浙江中西医结合杂志，2010，20（5）：323-325，327.

[12] 王琦，卢耀甲，熊传芝，等. 肩关节镜肩袖修复的术后护理与功能康复 [J]. 实用临床医药杂志，2014，18（22）：157-159.

[13] 智永红. 康复训练对运动性肩袖损伤患者术后上肢关节功能恢复及 UCLA 疼痛评分的影响 [J]. 中国老年学杂志，2014，34（22）：6318-6319.

[14] 胡文静，古喜红，万文璐，等. 快速康复理念在肩关节镜治疗肩袖损伤术后护理中的应用 [J]. 海军医学杂志，2018，39（05）：467-469.

[15] 徐新亮，王英，张宝娟，等. 肩周炎治疗进展. 中华疼痛学杂志，2023，19（05）：840-846.DOI:10.3760/cma.j.cn101658-20231001-00136.

[16] 王孝文. 肩周炎的治疗策略. 中华疼痛学杂志，2024，20（03）：321-322. DOI:10.3760/cma.j.cn101658-20240428-00051.

[17] 中华医学会放射学分会骨关节学组. 肩关节 CT 和 MR 造影检查技术与诊断专家共识. 中华放射学杂志，2023，57（10）：1047-1053. DOI:10.3760/cma.j.cn112149-20230504-0032

[18] 蒋继乐，刘亚军. 体外冲击波疗法治疗肩关节慢性劳损型疾病的研究进展. 中华创伤骨科杂志，2017，19（07）：637-640. DOI:10.3760/cma.j.issn.1671-7600.2017.07.015.

[19] 张振，赵甲军，左坦坦，等 . 分阶段康复干预对肩袖损伤术后患者肩关节功能恢复的影响 . 中华物理医学与康复杂志，2020，42（01）：66-69. DOI:10.3760/cma.j.issn.0254-1424.2020.01.016.

[20] 范军英，黄强，刘晓华 . 术后系统康复治疗在促进关节镜下巨大肩袖损伤修补术后患者康复中的作用 [J]. 中国康复医学杂志，2024，39（12）：1818-1822.

[21] 张艳，李冰冰，张晓萌，等 . 耳穴贴压在肩袖损伤住院患者关节镜术后早期疼痛管理中的应用 [J]. 中华肩肘外科电子杂志，2020，8（01）：68-71.

[22] 何勇，刘威，王大明，等 . 肩周炎疼痛机制研究进展 [J]. 中国运动医学杂志，2016，35（10）：987-990. DOI:10.16038/j.1000-6710.2016.10.014.

[23] 朱天飞，崔家鸣，陈锦富，等 . 肩周炎治疗方法及其疗效的研究进展 [J]. 中国骨与关节损伤杂志，2018，33（11）：1230-1232.

[24] 张凯搏，唐新，李箭，等 . 2019 年美国骨科医师学会（AAOS）肩袖损伤临床实践指南解读 [J]. 中国运动医学杂志，2020，39（05）：403-412. DOI:10.16038/j.1000-6710.2020.05.013.

[25] 高天昊，白玉龙 . 肩袖损伤康复治疗进展 [J]. 中国康复医学杂志，2016，31（11）：1264-1268.

[26] 王亮，王予彬，王惠芳 . 肩袖损伤疼痛机制及治疗 [J]. 中国运动医学杂志，2011，30（04）：379-382，396. DOI:10.16038/j.1000-6710.2011.04.010.

[27] 喻振兴 . 物理疗法配合运动康复治疗急性肩袖损伤的疗效观察 [J]. 中华灾害救援医学，2024，11（08）：938-941. DOI:10.13919/j.issn.2095-6274.ZHJY202407027.

[28] 陈仕宇，胡闽，崔凌雪，等 . 富血小板血浆和干针疗法治疗肩袖

部分撕裂的临床研究 [J]. 中国康复，2024，39（08）：479-483.

[29] 陈恩飞 . 肩胛带稳定性训练配合红光理疗对肩袖损伤患者关节功能恢复情况的影响 [J]. 黑龙江医药，2024，37（04）：947-949. DOI:10.14035/j.cnki.hljyy.2024.04.071.